Grossmutters Hausmittel

Georges Zeller · Hans Schneeberger · Peter Oppliger

GROSSMUTTERS HAUSMITTEL

AT Verlag Aarau · Stuttgart

Hinweis:
Bei verschiedenen Rezepten steht der Vermerk Arzt. Dies bedeutet, dass bei den entsprechenden Krankheiten unbedingt der Arzt konsultiert werden sollte und das angegebene Mittel nur zur Linderung bis zur Arztkonsultation oder als begleitende Massnahme dienen kann.

5. Auflage, 1994

AT Verlag Aarau/Schweiz
Gesamtherstellung: Grafische Betriebe
Aargauer Tagblatt AG, Aarau/Schweiz
Printed in Switzerland

ISBN 3 85502 156 2

Vorwort der Autoren

Das vorliegende Buch entstand durch unsere innere Überzeugung von der Notwendigkeit, die Werte der Volksheilkunde mit den oft jahrhundertealten, bewährten Rezepten und Ratschlägen neu zu erforschen und vor allem zu erhalten. Dabei erschien es uns auch unerlässlich, eines der Grundprinzipien der Gesundheit – die gesunde Ernährung – nach naturgesetzlicher und gleichzeitig uralter Weisheit darzustellen.

Die vielen Stunden der Arbeit und Nachforschungen in Kollegialität und Freundschaft waren uns eine unvergessliche Freude. Unvergessliche und unschätzbar wertvolle Erlebnisse in menschlicher und fachlicher Hinsicht waren aber auch alle die vielen Begegnungen mit älteren Leuten, Bauern, Bergbauern, Kräuterkennern, Spezialisten der Volksheilkunde, Ärzten, Kranken- und Säuglingsschwestern in allen Gegenden der Schweiz und im Ausland, welche uns offen und warmherzig empfangen haben und uns viele vergessene und doch immer noch aktuelle Naturheilmittel und Heilmethoden zugänglich machten. All diesen Personen möchten wir an dieser Stelle für ihre sehr wertvollen Auskünfte und die spontane Mitarbeit herzlich danken.

Inhalt

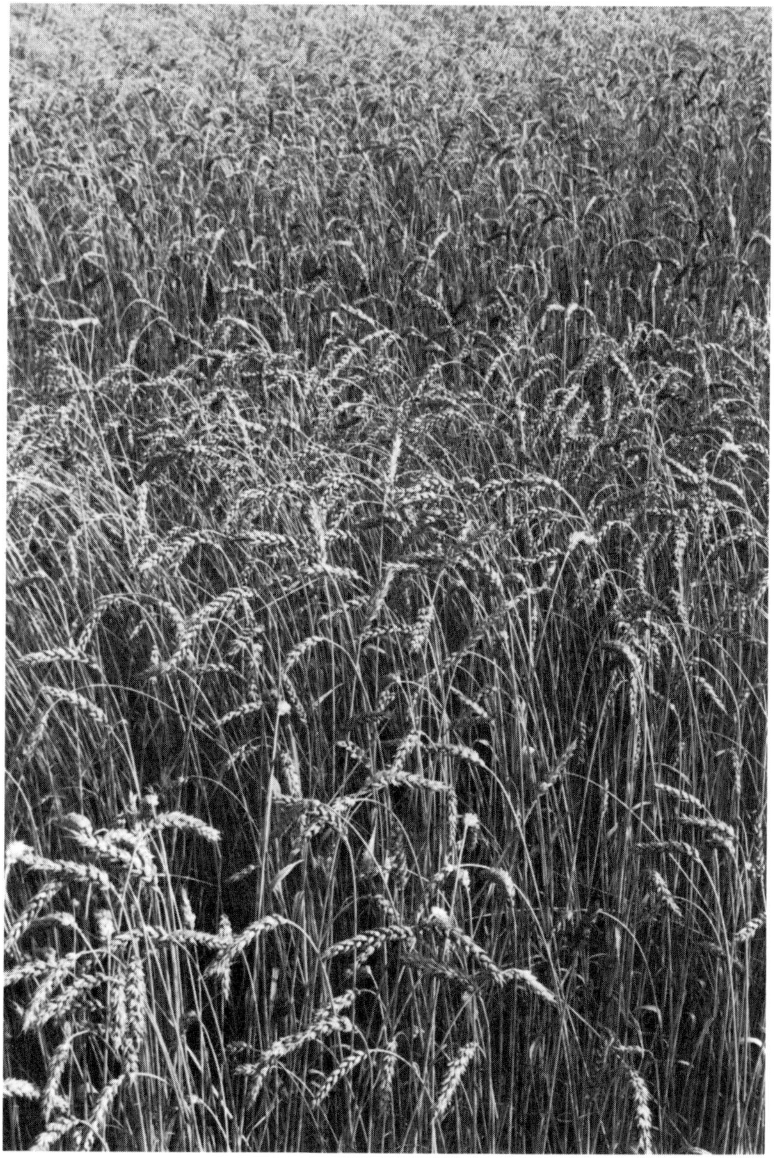

Ernährung

Einleitung

«Natürliche und gesunde Ernährung fördert die Wirkung aller natürlichen Heilmittel und begünstigt die Heilung aller Krankheiten!»
Diese tiefe Wahrheit brachte uns zur Überzeugung, dass in diesem Buch eine gründliche Auseinandersetzung mit der menschlichen Ernährung nicht fehlen darf.
Nebst dem Denken, der Arbeit, den Aktivitäten, der Kleidung, unserer Behausung und den Umwelteinflüssen ist die Ernährung der wichtigste Faktor unserer Lebensweise und Gesundheit. Auf der ganzen Linie haben wir verlernt, den Naturgesetzen zu gehorchen, darum sind auch unsere Zivilisationskrankheiten kein Zufall, sondern ein Resultat von grundfalscher Lebensweise.
Diese Situation wurde schon vor Jahrzehnten von Reformern wie Bircher, Kollath, Währland, Schroth, Schnitzer, den makrobiotischen Lehrern usw. erkannt, die auf diesem Gebiet auch sehr viel Wertvolles geleistet haben. Das Angebot von immer mehr Industrienahrung und Importfrüchten wurde aber trotzdem unermesslich grösser und damit auch die Nachlässigkeit der Menschheit auf dem Gebiet der ursächlichen Gesundheitsvorsorge. Hinzu gesellen sich fast wöchentlich neue Diätmethoden, neue Ernährungslehren, die oft sogar unter dem Deckmantel der Wissenschaft eine einseitige, widernatürliche Ernährung propagieren.
Versuchen wir also, indem wir uns ernsthaft mit der Ernährung befassen, unsere wirklichen Lehrmeister, die Natur und deren Gesetze kennenzu lernen und auch zu akzeptieren. Wir möchten Sie damit zu eigenem kritischen Denken anregen, damit Sie durch eigene Überzeugung, den Naturgesetzen gemäss, Ihren Weg der Ernährung finden können.

Zweck der Ernährung

Durch die Nahrung versorgen wir den Körper mit den nötigen Brennstoffen (Kalorien, heute auch Joules genannt), Aufbaustoffen wie Proteinen, Mineralien, Spurenelementen, Vitaminen, Provitaminen und Ballaststoffen. Die Kohlenhydrate und Fette dienen hauptsächlich als Energiespender. Die Eiweisse, Spurenelemente usw. dienen der Erhaltung und Regeneration des Blutes und der Körperzellen.
Die aufgenommenen Nährstoffe werden im Verdauungstrakt vom Mund bis zum Darmausgang mit Hilfe von Speichel, Enzymen, Magensäure sowie den Sekreten der Bauchspeicheldrüse und der Galle in eine lösliche und damit resorbierbare (aufsaugbare) Form gebracht.
Das Blut bezieht diese gelösten Nährstoffe durch die Darmwände und führt sie den verschiedenen Geweben und deren Zellen zu, wo sie mit Hilfe von Enzymen oxidiert (verbrannt) werden.
Die Abfallprodukte dieser «Verbrennung» werden durch die Atmung, den Harn, den Schweiss und den Stuhl ausgeschieden. Die Ballaststoffe helfen unter anderem auf natürliche Art, die Darmperistaltik (die rhythmischen Darmbewegungen) zur Nahrungsbeförderung anzuregen.
Etwa $\frac{1}{7}$ der durchschnittlichen Nahrungsmenge verbraucht der Mensch zur Zellerneuerung, den Rest braucht er als Energiespender. Der ganze menschliche Körper besteht aus Milliarden von einzelnen Körperzellen, die alle im Laufe der Zeit, je nach Gewebeart innert weniger Stunden, längstens aber nach etwa 7 Jahren, erneuert werden. Die Wundheilung ist ein kleines Beispiel dafür, wie wunderbar unsere «innere Intelligenz» diese Zellregeneration steuert. Alle diese Gewebezellen können ihre Aufgabe und Regeneration aber nur dann einwandfrei erfüllen, wenn sie gesund sind, d.h. mit gesundem Blut und den notwendigen Nährstoffen versorgt werden. Demnach werden je nach Qualität unserer Nahrung alle unsere Zellen vollständig gesund oder eben mangelhaft oder krank aufgebaut.

Der Mensch

Über die Herkunft, also den wahren Ursprung des Menschen, existieren viele religiöse und wissenschaftliche Theorien, auf die wir hier nicht eingehen wollen. Sicher und erwiesen ist jedoch, dass der Mensch als ein dem heutigen Menschen ähnliches Wesen seit mehr als einer Million Jahre die Erde bewohnt und dabei viele Eiszeiten, Erdteilverschiebungen, Zivilisationen und Kulturen überlebt hat. Als einziges Wesen der Schöpfung ist der Mensch fähig, das Feuer zu nutzen und sich mit artfremden Materialien zu kleiden. Durch den Verstand hat sich also der Mensch sehr deutlich von allen Säugetieren abgesondert und zu einem wirklichen Sonderwesen entwickelt. Nebst vielen anderen Mutationen haben sich bei dieser Entwicklung auch unsere Verdauungsorgane wahrscheinlich sehr stark verändert und immer wieder neuen Gewohnheiten angepasst. Schon darum wäre es nicht möglich und sogar naturwidrig, wenn man den Menschen im Bereiche seiner Ernährung wieder zum Tier reduzieren wollte. Wenn wir die menschliche Entwicklung wissenschaftlich bis zu einem Urmenschen einer früheren Epoche zurückverfolgen, beweist uns die Geschichte und vor allem das ganze Verdauungssystem, dass der Urmensch weder ein Allesesser noch ein Fleischesser war. Die vorderen Schneidezähne und die hinteren Mahlzähne deuten vielmehr darauf hin, dass der Urmensch hauptsächlich von Wurzeln, Gemüse, Nüssen und ganz speziell von Körnern gelebt hat. Alle Kulturen, die wir irgendwie in die Geschichtsforschung einbeziehen können, standen denn auch in engem Zusammenhang mit dem Getreideanbau. Der Mensch kultivierte die Gräser zum ertragreichen Getreide, das die Grundnahrung aller Kulturen darstellte.

Wenn der Mensch auch scheinbar alles essen kann, bedeutet das noch lange nicht, dass ihm jede Nahrung zuträglich ist. Kein Tier in der Natur ist so gierig und unweise, dass es wie der heutige Mensch alles durcheinander essen würde. Die zivilisierten, domestizierten Tiere sind selbstverständlich kein Beispiel mehr für gesunde Wesen!

Unsere Verdauungssäfte und ganz speziell die Magensäure sind stark saure Sekrete, die klar darauf hindeuten, dass wir in erster Linie basische oder, wissenschaftlich ausgedrückt, basenüberschüssige Nahrung brauchen, die dann von unseren sauren Verdauungssäften neutralisiert werden kann. Stark säureproduzierende Nahrung, wie Industriezucker, saure Fruchtsäfte, saure Früchte, Essig und noch vieles mehr kann sich im Übermass verheerend auswirken, da ein übersäuertes Blut und übersäuertes System zu vielen Zivilisationskrankheiten wie Rheuma, Arthrose, Arthritis, Nierensteine usw. führen muss.

Schliesslich hat der Mensch die Eiszeiten und auch das Leben in der Wüste nur dank seinem Verstand überlebt, der ihm ermöglichte, durch die Nutzung des Feuers das Fleisch von Tieren und Fischen für sein Verdauungssystem geniessbar zu machen. Da der Urmensch sicher kein Raubtier war, gelang ihm das Fischen und Jagen ebenfalls erst durch den Verstand, der ihn lehrte, die notwendigen Jagdinstrumente herzustellen. Umgekehrt sind aber die Steinzeitwaffen, die wir aus archäologischen Funden kennen, kein Beweis, dass der Urmensch ursprünglich von Natur aus Fleischesser war.

All diese Mutationen und Voraussetzungen, die der Mensch bis in unsere Zeit hinein mitgebracht hat, sollten für die Gestaltung eines natürlichen und menschengerechten Speisezettels berücksichtigt werden.

Die heutige Situation

Niemand wird bestreiten, dass die heutige westliche Zivilisation mit dem Verbrauch von vielen Gütern – auch von Nahrungsmitteln – masslos übertreibt.
Ein Überangebot und eine willkürliche Überproduktion in der Landwirtschaft führen automatisch zu forcierter Propagierung von solchen Produkten. Dabei sind ein Fleischberg, eine Milchschwemme oder Früchte und Gemüse von riesigen Monokulturen, wie z. B. Tomaten usw., überhaupt keine Garantie, dass diese Nahrungsmittel in solchen Quantitäten gesund sind! Es ist verständlich, dass unsere Regierungen versuchen, dem harten Gewerbe der Landwirtschaft zu helfen, und es ist richtig, dass dieses wichtigste aller Gewerbe erhalten werden muss. Würde dabei aber das echte Bedürfnis der Menschheit – gesunde und menschengerechte Nahrung – im Vordergrund stehen, könnten diese Grundgedanken als echte Hilfe in die Landwirtschaft getragen werden. Ein grosses Lob gilt hier den Pionieren der biologischen Landwirtschaft, die in dieser Richtung sehr viel Wertvolles geleistet haben. Ohne den Wert der Kartoffel gänzlich in Frage zu stellen, hat schon vor über 100 Jahren ein Missstand begonnen, als mit dieser ehemals tropischen Pflanze das Getreide stark verdrängt wurde. Etwas später, schon in diesem Jahrhundert, wurde aus eigenartigen Gründen und sehr kurzsichtig die Vieh- und Milchwirtschaft enorm gefördert. Dabei verschwanden fast alle Weizen- und Roggenkulturen, die in unseren Bergen bis fast auf eine Höhe von 2000 m ü. M. über Jahrhunderte gepflegt wurden und beispielsweise auch das gehaltreiche, wunderbare Vollkornmehl für das einst so berühmte Walliser Brot lieferten.
Von diesen Zuständen und Überangeboten wurde im Laufe der Jahre auch unsere «traditionelle bürgerliche Küche» stark beeinflusst. Es sollte uns sehr nachdenklich stimmen, dass eine Speise, ob als Gästetafel oder im Restaant, nicht nach gesundheitlichen Kriterien, sondern viel eher nach der verwendeten Menge Butter und Rahm beurteilt wird. Man denkt allenfalls noch an die Kalorien, aber sehr wenig an die Belastung der Leber und des ganzen Verdauungstraktes. Durch die ständige Überlastung unserer Organe, d. h. auch durch Quantität statt Qualität, wurden auch der Gaumen und die ganze Geschmacksempfindung deformiert. Aus gesundem Hunger wurde Appetit, und immer raffiniertere Speisen

und Getränke sollten diese Gelüste befriedigen. Die beiden Weltkriege, die den Menschen je nach Land zu einem mehr oder weniger kargeren Speisezettel zwangen, förderten dann nach der Kriegszeit in hohem Masse das Nachholbedürfnis und die Schlemmerei. Die Tatsache, dass während der Kriegszeiten viel weniger Zivilisationskrankheiten und Grippe existierten, brachte nicht viel Einsicht. Auf die Manie der Nahrungszusätze, wie künstliche Vitamine, Mineralien und vieles mehr, sowie die Gewohnheit, fast nur noch Industrienahrung – Nahrungsmittel, die in irgendwelcher Form, sei es zur künstlichen Vitaminisierung, Konservierung, Raffinierung oder auch nur zur Verpackung durch die Industrie gelaufen sind – zu konsumieren, werden wir noch zu reden kommen.
Die Nahrungsmittelindustrie hat mit ihren Angeboten unsere Gewohnheiten so sehr verändert, dass der heutige Mensch grossenteils von Fertignahrung lebt, die bereits vorgekocht, vorgemischt und fertig gewürzt ist. Bei all diesen Produkten handelt es sich um «tote» Nahrung, die keine wirkliche Urkraft, z. B. in einem noch keimfähigen Getreidekorn, mehr enthält. Auch die Kreativität der Hausfrau wurde damit zum Schaden der Gesundheit dem modernen, oft problematischen Leben geopfert.

Heilung durch Nahrung und das Gegenteil

Viele Menschen haben schon erlebt, dass ihnen eine bewusste Umstellung auf Vollwertkost Heilung von teils schweren Leiden gebracht hat. Immer mehr Sportler haben in ihren Leistungen den Wert der Naturkost erkannt und konnten dabei gänzlich auf künstliche Vitamine und Fitness-Präparate verzichten. Gesunde Nahrung fördert in jeder Hinsicht unsere Widerstandsfähigkeit, unser Wohlbefinden sowie unsere körperliche und geistige Leistungsfähigkeit.
Allerdings reicht es kaum, bei der Umstellung auf gesunde Ernährung irgendein Gesundheitskochbuch in gewohnter Eile zu konsultieren; man muss sich dabei bewusst und auch kritisch mit der Ernährungsfrage auseinandersetzen, um auch wirklich zu wissen, warum ein Nahrungsmittel gesund und ein anderes für uns nachteilig sein kann. Dazu gehört vielleicht auch die Freude an kreativem Experimentieren mit sich selbst oder der ganzen Familie. Wirkliche, innere Überzeugung soll dabei einen eventuellen Fanatismus ersetzen.
Glücklicherweise hat auch in vielen Kliniken eine diesbezügliche Umstellung eingesetzt. Es wäre zu hoffen, dass die Missstände, wonach den Patienten Hörnchen (Kipferl, Gipfeli, Croissant), Weissbrot und jede Menge Zucker – natürlich mit der nötigen Dosis Abführmittel – aufge-

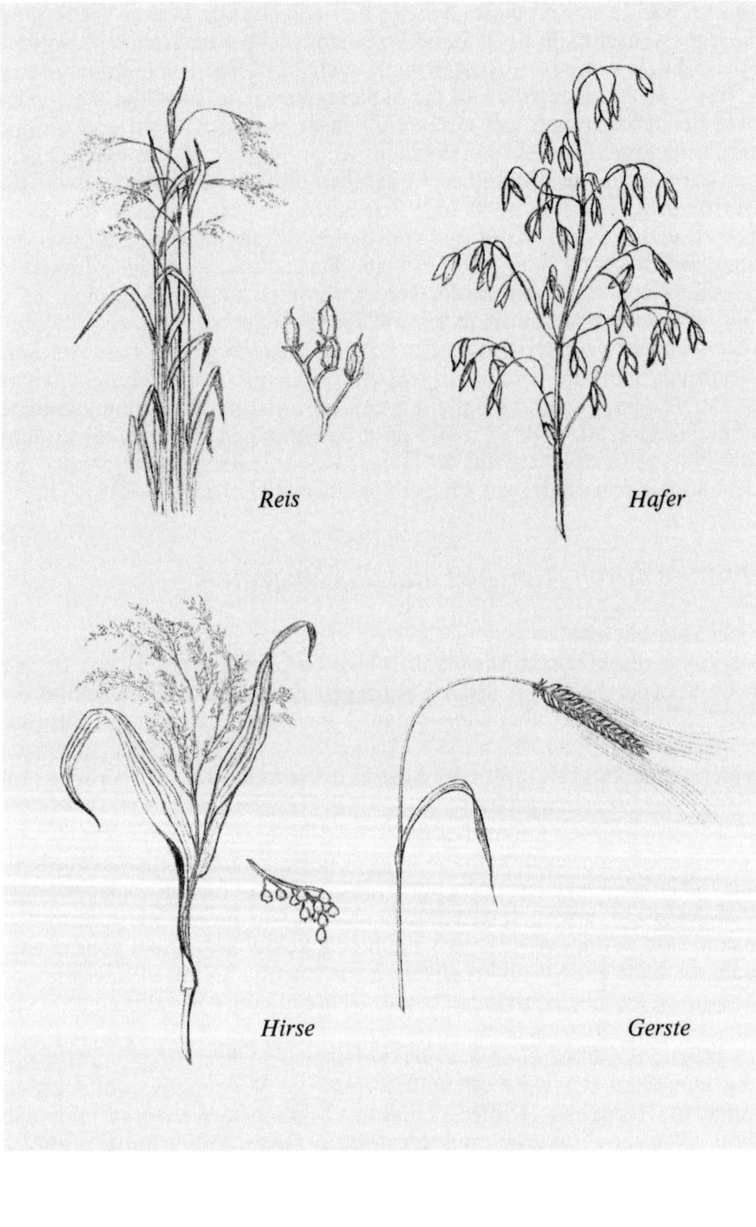
Reis
Hafer
Hirse
Gerste

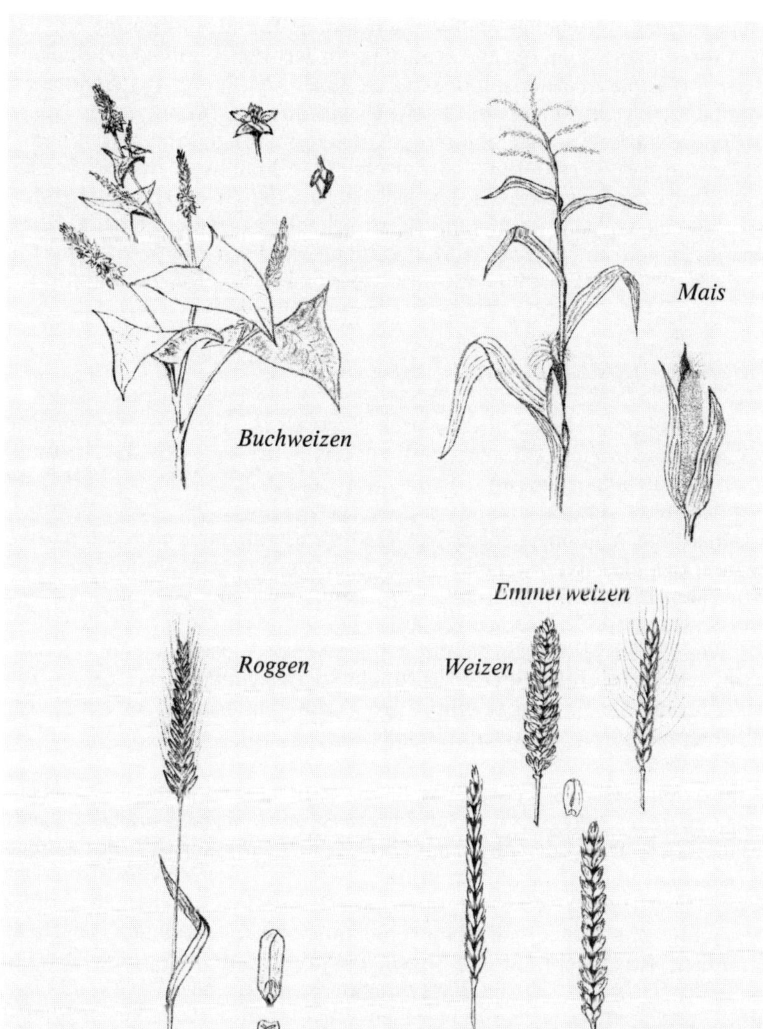
Buchweizen
Mais
Emmerweizen
Roggen
Weizen
Kolbendinkel
Schlegeldinkel

tischt werden, möglichst bald verschwinden! Richtige Nahrung fördert die Gesundheit; aber falsche Nahrung fördert die Krankheit. Folgende *Warnzeichen der Natur,* mit denen sich unser Verdauungssystem melden kann, deuten sehr oft auf eine falsche Ernährung hin: Mundgeruch, belegte Zunge, starke Zahnsteinbildung, Aufstossen, Magenbrennen, Blähungen, chronische Verstopfung, chronischer Durchfall sowie übelriechender und schmieriger Stuhl. Es lohnt sich sicher, diesen ernstzunehmenden Symptomen volle Aufmerksamkeit zu schenken und dem Übel auf den Grund zu gehen. Die besten Medikamente sind sowenig ein Ersatz für gesunde Ernährung wie eine Daueranwendung von Abführmitteln.

Kochen – intelligente Nutzung des Feuers

In der Alchimie, dieser alten, durch Paracelsus in unserer Geschichte bekannt gewordenen Wissenschaft, gilt das Feuer als eines der «Elemente» oder als eine «Urkraft». Feuer gibt Energie, die Körper, Seele und Geist anregt. Durch die Verstandesentwicklung, die wahrscheinlich durch einige Millionen Jahre mit Getreideernährung gefördert wurde, begann der Mensch das Feuer zu nutzen, um sich langsam der Umwelt (auch den Eiszeiten) anzupassen. So können wir uns auch den Aufbau von Kultur und Zivilisation erklären. Da der Mensch mit der Nahrung das Feuer gewissermassen einnahm, mit anderen Worten, leichter verdaubare, «vorverbrannte» oder vorverdaute Speisen einnahm, konnte ein Teil der Energie, die ein Tier für die lange Verdauung braucht, direkt für die Weiterentwicklung der Denkfähigkeit und geistige Entwicklung eingesetzt werden.

Wir sollten bedenken, dass unserer ganzen heutigen Technologie ebenfalls das Feuer zugrunde liegt, und somit ist uns klar, dass man das Feuer vernünftig nutzen oder aber auch missbrauchen kann. Als eindeutigen Missbrauch in der Kochkunst müssen wir wiederholtes Aufwärmen, zu grosse Hitze sowie den Gebrauch von Mikrowellen ansehen. Alle diese Anwendungen «töten» die Nahrungsmittel ab und machen sie sogar schädlich. Auch wenn für den Physiker Wärme immer die gleiche Wärme ist, können wir durch eigene Experimente feststellen, dass Holz- und Gasfeuer zweifellos die beste, Mikrowellen aber die schlechteste Wärmequelle fürs Kochen ist. Schon am Geschmack der Speisen ist dies eindeutig feststellbar und mit Rattentests auch bewiesen. So wuchs ein Rattenstamm mit gesunder, einmal gekochter und sofort gefütterter Nahrung vollständig gesund auf, und alle diese Ratten starben nach vielen Jahren an normaler Altersschwäche, ohne Leiden. Ein anderer Rattenstamm wurde mit

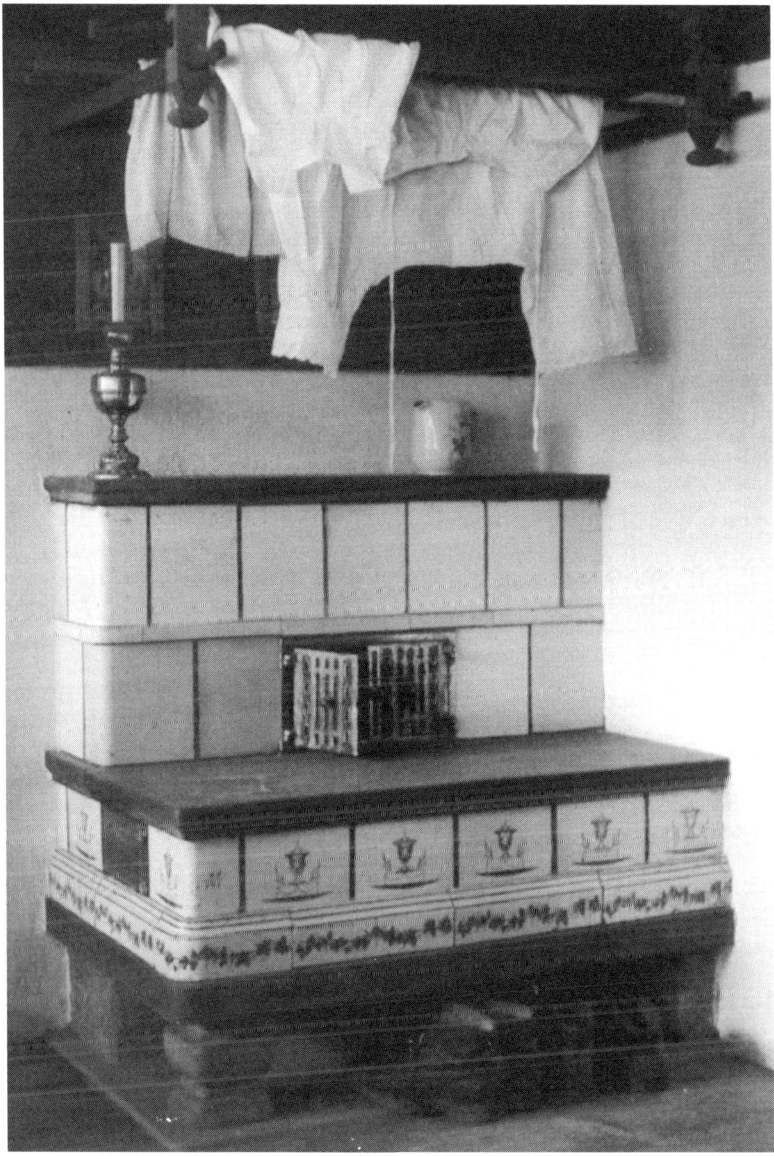

der gleichen Grundnahrung gefüttert, die aber in Abständen von 1–2 Tagen aufgewärmt wurde. Diese Ratten erkrankten schon nach wenigen Wochen an Zivilisationskrankheiten, an denen sie nach kurzer Zeit jämmerlich zugrunde gingen. Wir sind keine Ratten und haben uns auch an vieles gewöhnt, doch sollten wir keinesfalls vergessen, dass aufgewärmte Nahrung in jedem Fall minderwertig ist und auf die Dauer sehr schädlich sein kann.

Zwischen Kochen und Verkochen, also einer intelligenten Nutzung des Feuers und einer Zerstörung durch das Feuer, sollte man klar unterscheiden. Es existieren heute sehr viele gute Kochbücher für gesundes Kochen und Backen. In unseren Beiträgen möchten wir lediglich Denkanstösse geben und unsere Leser ermuntern, sich intensiv mit diesem äusserst interessanten Thema zu befassen.

Obwohl der Mensch schon Millionen Jahre hindurch einen Teil seiner Nahrung kocht, röstet, backt oder grilliert, sollten wir auf ein vernünftiges Mass an roher Nahrung keinesfalls verzichten. Zu einer ausgewogenen, menschengerechten Nahrung gehören auch Salate, Nüsse, etwas einheimische Früchte usw.

Abschliessend noch etwas zum Kochgeschirr. Jedes Material hat eine gewisse Wirkung auf die darin gelagerten oder gekochten Speisen. Edleres Kochgeschirr aus Kupfer, Eisen, Glas oder Steingut ist darum kunststoffbeschichteten Materialien oder Aluminium vorzuziehen. Die Renaissance des altbewährten Holzbackofens ist nicht nur Nostalgie, sondern ein gesundes «Zurück zur Natur»!

Einige Begriffe

Natürlich: Die Begriffe «natürlich» und «Naturnahrung» gehören eng zusammen. Nicht einmal für einen streng wissenschaftlich geschulten Menschen ist es möglich, sich genau nach Tabellen mit den optimalen Vitaminen, Spurenelementen und Kalorien zu ernähren. Die Bedürfnisse unseres Körpers sind je nach Tätigkeit, Klima, Gesundheitszustand und Saison derart verschieden, dass wir uns am besten auf die Natur verlassen, die unsere Nahrung so geschaffen hat, wie wir sie brauchen. Wenn wir die Nahrung so gebrauchen, wie sie die Natur geschaffen hat, sind darin alle bekannten und noch viele nicht bekannte Stoffe im richtigen Verhältnis enthalten, um unserem Körper das zu verschaffen, was er notwendigerweise braucht. Naturbelassene Nahrung bedeutet somit etwas Ganzes, also z. B. ein Getreidekorn weder durch Vorkochen, Konservieren, Färben noch durch Schälen zu zerstören. Sobald wir von einer natürlichen Einheit irgend etwas wegnehmen, entsteht ein Manko, die Keimkraft eines Kornes wird zerstört, und auch für uns ist das Nahrungsmittel nicht mehr vollwertig.

Biologisch: Wir unterscheiden in Europa zwischen biologisch-dynamischer und organisch-biologischer Anbauweise. Beide Methoden verbieten ein Düngen oder Spritzen mit chemischen Mitteln. Im organisch-biologischen Anbau ist die Verwendung von Stallmist, sofern dieser keine chemischen Zusätze enthält, erlaubt. Dagegen wird im biologisch-dynamischen Anbau nur Kompost oder allenfalls Gründüngung angewendet. Diese Methode entspringt der Anthroposophie, wo auch gewisse Planetenkonstellationen für den richtigen Zeitpunkt des Säens und Erntens berücksichtigt werden. Die Produkte, die streng nach der biologisch-dynamischen Methode entstehen, dürfen die geschützte Bezeichnung «Demeter» führen. In den meisten Ländern Europas ist die Organisation beider biologischer Anbausysteme sehr gut kontrolliert, so dass wir darauf vertrauen können.

Vollwertig: Vollwertig bedeutet nichts anderes, als was schon bei der Naturnahrung besprochen wurde. Die Bezeichnung «vollwertig» wird fast ausschliesslich für Getreide (Vollkorn) gebraucht. Allerdings wird dieses Wort öfters missbraucht, indem auch Industrienahrung, also präparierte Nahrungsmittel, die aus Vollkorn hergestellt wurden, als vollwertig bezeichnet wird. Solche Produkte können selbstverständlich nicht mehr als natürlich oder als Naturnahrung bezeichnet werden.

Rohkost: Eine Gruppe von Menschen, meist Vegetarier, sehen die Idealernährung des Menschen darin, alles absolut roh, d. h. niemals gekocht zu essen, da sie der Ansicht sind, die richtige Urnahrung des Menschen sei Rohkost.

Wenn wir in der Geschichte weit genug zurückdenken – bestimmt aber einige Millionen Jahre – mag diese Auffassung richtig sein. Doch hat sich der Mensch inzwischen so stark verändert, dass wir uns eben nicht mehr zum Tier reduzieren können. Eine reine Rohkost kann darum für den Menschen oft unverträglich sein oder gar Blähungen, d. h. Gärungen verursachen.

Vegetarisch: Einige Millionen Menschen auf der Erde ernähren sich ohne Fleisch – man nennt sie Vegetarier. Die Vegetarier haben für ihre Ernährungsweise sentimentale, religiöse, gesundheitliche oder ökonomische (landwirtschaftlich-ökonomische) Gründe. Auf alle diese Überlegungen werden wir noch zu sprechen kommen. Wir begnügen uns vorläufig mit der Feststellung, dass die Menschen in den meisten Klimazonen ohne Fleisch sehr gesund leben können. Für die Eskimos oder Menschen in ähnlichen arktischen Klimazonen ist es selbstverständlich unmöglich, ohne Fisch und Fleisch auszukommen. Um gesunder Vegetarier zu sein, braucht der Mensch allerdings eine ausgewogene Nahrung, deren Grundlage am besten die Getreide bilden, die mit Gemüsen, Hülsenfrüchten, Salaten usw. je nach Saison gegessen werden sollten. Die strengen Vegetarier leben vollständig ohne tierische Nahrung, die Laktovegetarier essen aber jede Art von Milchprodukten.

Fasten

Fasten bedeutet nicht Hungern, sondern ein bewusstes Einstellen von fester Nahrung von einem Tag bis zu mehreren Wochen, d. h., während einer Fastenkur nimmt der Mensch nur ausgewählte Flüssigkeit in Form von Wasser oder Frucht- und Gemüsesäften zu sich. Richtiges Fasten ist eine äusserst wirksame, oft Wunder wirkende Heil- und Reinigungsmethode für Körper, Geist und Seele. Darum war das Fasten in wirklich allen Weltreligionen als Vorschrift für die Gläubigen enthalten. Auch das Christentum kannte in seinem Ursprung während Jahrhunderten sechs vollständige Fastentage pro Jahr und hat dann als einzige Religion die Vorschriften so stark gelockert, dass nun sogar der wöchentliche fleischlose Freitag aufgehoben wurde. Sicher kannten alle grossen Religionsbegründer den enormen Wert von Gesundheit und klarem Geist, und somit hatten diese Vorschriften einen tiefen Sinn. Doch auch ohne religiösen Zwang ist es möglich und nicht weniger sinnvoll, je nach den eigenen Bedürfnissen Fastenkuren durchzuführen.
Durch das Fasten erreichen wir im Körper schon nach 1–3 Tagen einen Zustand, in dem unser ganzes Verdauungssystem und die entsprechenden Organe nur noch auf Ausscheidung arbeiten und somit kranke Zellen, abgelagerte Giftstoffe, Fett- und Schleimansammlungen total ausgeschieden werden, wobei der Körper sehr lange Zeit von den Reserven leben kann. Gewisse Regeln sind dabei äusserst wichtig: Der Körper muss einige Tage vor einer Fastenkur durch langsamen Abbau der Nahrungsmenge aufs Fasten vorbereitet und nach der Kur durch gesunde Nahrung in kleinen Mengen während einiger Tage wieder an die normale Nahrungsmenge gewöhnt werden. Die Därme müssen nötigenfalls durch Klistiere oder saline Abführmittel rein gehalten und vollständig entleert werden. Selbstverständlich sind Kaffee, Alkohol oder das Rauchen Gifte, die für

den Menschen während einer Fastenkur absolut unverträglich sind. Schon die Durchführung von einem wöchentlichen Safttag (am besten Gemüsesaft, Karottensaft oder Breuss-Saft) kann von grossem Nutzen und für die Heilung von vielen Leiden sinnvoll sein. Dieses milde Fastensystem ist von jedermann absolut gefahrlos durchführbar und entlastet natürlich auf wunderbare Weise auch die Organe von Gesunden.
Für die Durchführung einer wirklichen und längeren Fastenkur ist es unbedingt ratsam, einen Fasten-Spezialisten oder entsprechend ausgebildeten Arzt zu konsultieren. Speziell für nicht vollständig gesunde Menschen sind der Zeitpunkt für eine Fastenkur sowie die Wahl des richtigen Fastensystems ausserordentlich wichtig. Jeder Mensch hat dabei verschiedene Reaktionen, und es ist für einen «Anfänger» oder einen nicht ganz gesunden Menschen wichtig, unter richtiger Kontrolle zu stehen.
Beachten wir hier noch eine wichtige Naturregel: Jedes kranke Tier, das ernsthaft krank ist oder sich auch nur durch schlechte Nahrung vergiftet hat, beginnt durch eigene Intelligenz sofort zu fasten und wird normalerweise nach kurzer Zeit wieder gesund. Denken wir daran, wenn wir unseren Magen verdorben haben oder wenn wir unsere Kranken pflegen, dass ein Fastentag oder zumindest sehr leichte Nahrung Wunder wirken kann! Die immer noch verbreitete Ansicht, man müsse einen kranken Menschen mit möglichst viel Nahrung «füttern», damit er wieder zu Kräften komme, hat wirklich keine Berechtigung mehr!

Kritische Betrachtung heutiger Hauptnahrungsmittel

Fleisch: Über den wahrscheinlichen Weg, wie der Mensch erst über die Nutzung des Feuers zum Fleischesser wurde, haben wir im Kapitel «Der Mensch» berichtet. Obwohl der Fleischkonsum pro Kopf seit dem Ersten Weltkrieg über das Fünffache angestiegen ist, braucht der Mensch in gemässigten Klimazonen nicht notwendigerweise Fleisch zu essen. Da es aber durchaus möglich ist, mit vernünftigem Fleischkonsum gesund zu bleiben, sollte man, wenn nicht eine innere Überzeugung eindeutig dafür spricht, nicht von einem Tag auf den andern zu fleischloser Nahrung übergehen. Der heutige, enorm hohe Fleischkonsum beim durchschnittlichen Europäer wirkt sich allerdings auf die Gesundheit sehr nachteilig aus. Ausser dem übertrieben viel gepriesenen tierischen Eiweiss kann das Fleisch dem Menschen nicht viel bieten. Fische liefern dem Menschen – im Gegensatz zum Fleisch – viel mehr Spurenelemente und Vitamine, sind für den Menschen auch viel leichter verdaulich und darum eigentlich dem Fleisch vorzuziehen.

Viele Ernährungsforscher sehen im hohen Fleischkonsum (zusammen mit hohem Zuckerkonsum) einen engen Zusammenhang mit Zivilisationskrankheiten wie Rheuma, Arthritis, Arthrose und sogar Krebs. Sicher sollten Fleischsorten, die unseren Organismus schwer belasten, wie Schweinefleisch und generell Wurstwaren absolut gemieden werden. Auch von den Aufzuchtmethoden her sollte gesünderem Fleisch, wie Rind und Schaf, der Vorzug gegeben werden. Geflügel und an erster Stelle Fisch sollten langsam den hohen Fleischkonsum ersetzen!
Vom ökologischen Standpunkt her spricht überhaupt nichts fürs Fleischessen: Denken wir daran, dass für die Fleischproduktion eine Unmenge Getreide und andere wertvolle Futtermittel gebraucht werden, mit denen man ungefähr fünfmal mehr Menschen direkt ernähren könnte, ohne den Umweg über die Fleischproduktion zu gehen. Noch nachdenklicher sollte uns der absolut wahre Satz «Das Vieh der Reichen frisst das Brot der Armen» stimmen! Dieser Satz deutet darauf hin, dass unser Schlachtvieh mit Getreide und anderem Futter, das aus der sogenannten Dritten Welt importiert wird, aufgezogen wird. Ein Grossteil des Hungers könnte mit diesem Getreide absolut gestillt werden.
Auch wenn das Schlachten vielleicht nur eine sentimentale Frage ist, die im Naturgesetz keinen Platz hat, gibt es doch genügend Gründe, sich über den Sinn unseres Fleischberges ernsthafte Gedanken zu machen.

Milch und Milchprodukte: Ähnlich dem Fleischberg ist die forcierte Produktion von Milch noch keine Garantie dafür, dass der Genuss grosser Mengen von Milchprodukten für die Gesundheit förderlich ist. Analysiert man die Kuhmilch nach heutigen wissenschaftlichen Methoden, so stellt man fest, dass die Milch sehr reich ist an Vitaminen, Spurenelementen, Fetten und Eiweiss, doch ist auch dies noch kein Beweis, dass unser Verdauungssystem für grosse Mengen von Milchprodukten geschaffen ist.
Die Natur hat vorgesehen, alle Neugeborenen der Säugetiere mit arteigener Milch als wunderbare Erstnahrung aufzuziehen. Die Milch – direkt von der Mutter verabreicht – hat nebst der Ernährung noch die Aufgabe, das Verdauungssystem dieser Neugeborenen mit entsprechenden Laktobazillen oder Milchsäurebakterien zu versorgen. Die daraus entstehende sogenannte «Darmflora» ist für eine spätere gesunde Verdauung der Nahrungsmittel von allergrösster Wichtigkeit. Jedes Säugetier und auch der Mensch hat demzufolge eine etwas verschiedene, je nach vorgesehener Nahrung abweichende Darmflora. Wir kennen heute ungefähr 15 verschiedene Laktobazillen, die sich ähnlich sind, sich aber doch wesentlich unterscheiden. So ist natürlich auch die Darmflora eines Kalbes und

die eines gesunden Menschen recht verschieden. Dabei sind wir beim ersten Problem unserer Milchernährung, wenn ein Säugling mit artfremder Kuhmilch aufgezogen wird. Einige markante Unterschiede zwischen Muttermilch und Kuhmilch machen diese Probleme noch deutlicher:

Muttermilch	*Kuhmilch*
leicht basisch	leicht sauer
grosser Natriumgehalt	grosser Kaliumgehalt
grosser Phosphorgehalt	enthält kein Phosphor
0,2% anorganische Salze	0,7% anorganische Salze
geringer Gehalt an Proteinen als leicht lösliche Laktalbumine	enthält 2½mal mehr Proteine als Muttermilch in fast unlöslicher Kaseinform

Die Laktobazillen der Muttermilch und der Kuhmilch sind verschieden.

Wir sehen aus diesen wenigen Unterschieden, wie die Natur jedes Wesen mit den notwendigen Stoffen versorgen will, um eine gesunde Art zu erhalten. Nun hat die Industrie versucht, die Kuhmilch durch Ansäuern und Präparieren der Muttermilch anzugleichen, doch sind sich die Fachleute einig, dass die Muttermilch durch Kuhmilch nicht ersetzbar ist!
Die Natur hat die Milch als Ernährung auch nur solange vorgesehen, bis ein Säugling fähig ist, andere Nahrung aufzunehmen. Also ist die Milch für den erwachsenen Menschen eigentlich eine widernatürliche Nahrung, die, in grossen Mengen genossen, sogar zur Verschleimung der Därme und Organe beitragen kann. Dies gilt speziell auch für Rahmprodukte wie Schlagrahm, Rahmsaucen usw. Yoghurt und ähnliche Produkte sind für den Menschen etwas zuträglicher, da diese angesäuert und leichter verdaulich sind. Von allen Sauermilchprodukten wäre nur Kefir ein Präparat, das den «Lactobazillus bulgaricus» – dem Menschen zugehörige Milchsäurebakterien – enthält.
Die Käseherstellung ist eine uralte Form der Haltbarmachung von Milch, womit gleichzeitig durch die Fermente und Enzyme für den erwachsenen Menschen ein etwas bekömmlicheres Milchprodukt entsteht, als dies die Frischmilch oder gar die Pastmilch ist. Härtere Käsesorten sind oft empfehlenswerter als viele Weichkäse, speziell haltbar gemachte Schachtelkäse, die Zusätze in Form von Emulgatoren usw. enthalten.

Für den gesunden Menschen ist es problemlos, in vernünftigem Masse Milchprodukte, besonders Käse, zu essen; allerdings sollte beachtet werden, dass Fleisch und Käse sich während der gleichen Mahlzeit schlecht vertragen und dadurch auch leicht ein Übermass an tierischem Eiweiss aufgenommen werden kann. Bei Krankheiten wie Krebs, Arthritis, Arthrose, Rheuma, Magen- und Darmverschleimungen, Nierensteinen, Krampfadern, Eiterherden usw. ist es besser, wenn Milch und alle Milchprodukte gemieden werden.

Importfrüchte und Importgemüse: Die Natur hat überall und in jeder Klimazone auf wunderbare Weise vorgesorgt, dass sie an jedem Ort das wachsen und gedeihen lässt, was der Mensch an diesem Ort und Klima braucht. Am Beispiel der Eskimos, deren Lebenserwartung stark zurückgegangen ist, nachdem man Südfrüchte und ähnliches in den hohen Norden exportiert hat, können wir das ganze Problem erkennen.
Die «Schwingungen», «Kräftefelder» oder wie wir es nennen wollen, stimmen in jeder Jahreszeit und in jeder Klimazone mit den Lebewesen überein, die am gleichen Ort leben. Die Natur produziert in jeder Saison genau die richtigen Nahrungsmittel mit den dazugehörigen Vitaminen usw., die wir in dieser Zeit benötigen. Alle leicht lagerfähigen Herbstgemüse und Früchte, wie Karotten, Sellerie, Äpfel, Nüsse, alle Getreidearten, liefern uns auch durch den ganzen Winter genau die richtigen Nährstoffe und Vitamine in absolut genügender Menge, solange wir, wie schon besprochen, die Einheit eines Kornes nicht zerstören oder die Wintergemüse nicht geschnitten oder gar vorgekocht lagern. Auch Sauerkraut ist ein Beispiel einer wunderbaren, gesunden und natürlichen Haltbarmachung von Kabis für den ganzen Winter. Der übertriebene Genuss und Import von Zitrusfrüchten und anderen tropischen Produkten ist nicht nur ökologisch ein Unsinn, sondern für den Menschen gar nicht gesund. Dazu sind diese Früchte oft noch unreif gepflückt und für den Transport stark chemisch behandelt worden. Speziell die Zitrusfrüchte enthalten für den Menschen, im Übermass konsumiert, zuviel Säure, die sich sehr nachteilig auswirken kann.
Einheimische Naturkost versorgt uns zur Genüge mit allem Notwendigen, und bei richtiger Ernährung müssen wir keinen Vitaminmangel befürchten. Sollte ein Land bei Nahrungsmangel in die Lage kommen, entsprechende Nahrungsmittel importieren zu müssen, so sollte dies wenn möglich aus Ost oder West, d. h. aus einigermassen gleichen Klimazonen geschehen.

Kartoffel: Wenn auch die Kartoffel manche wertvolle Nährstoffe wie Vitamine und Stärke enthält, müssen wir bedenken, dass sie – eine ursprünglich tropische Pflanze – bei uns das so wichtige Getreide, wie Reis, Hafer, Roggen, Gerste, Hirse, Mais und Buchweizen, stark verdrängt hat. Die Kartoffel kann all diese wertvollen Getreidesorten mit ihren vielseitigen Mineralien, Spurenelementen und Vitaminen niemals ersetzen. Es wäre sinnvoll, sich wieder an das Getreide als Grundnahrung, statt der Kartoffel, zu besinnen. Auch nach anthroposophischen und andern Erkenntnissen sind die Nachtschattengewächse (Kartoffel und Tomate) für die Gesundheit von Körper und Geist des Menschen nicht sehr förderlich.

Fett und Öl: Fette und Öle werden oft im Übermass verwendet und belasten, nebst dem Kalorienüberfluss, die Leber. Für Salate und zum Kochen sollte pflanzlichen, kaltgepressten Ölen (Maisöl, Olivenöl, Rapsöl, Sonnenblumenöl) der Vorzug gegeben werden, da diese viel ungesättigte Fettsäuren enthalten und für den Menschen leichter verdaulich sind als Fette wie z. B. Kokosfett oder gar tierische Fette. Anstelle von Fett oder Öl kann auch das alte Naturprodukt Butter mässig dosiert und frisch verwendet werden. Ihrer Gesundheit zuliebe soll Butter nie erhitzt werden.

Zucker: Ohne zu übertreiben ist der Industriezucker eine der grössten Bedrohungen für die menschliche Gesundheit! Wenn wir von schädlichem Zucker reden, ist damit der isolierte, raffinierte Zucker gemeint. Es handelt sich dabei keinesfalls mehr um ein Naturprodukt, sondern um ein isoliertes Raffinat aus Zuckerrüben oder Zuckerrohr, das mehrere chemische Prozesse durchlaufen hat. Die im Handel erhältlichen Milch-, Frucht- und Traubenzucker sind rein chemische Produkte, die sich nur dadurch vom üblichen Zucker unterscheiden, dass diese noch schneller in die Blutbahn gelangen. Die schädlichen Nebenerscheinungen, von denen nun die Rede sein soll, sind bei allen diesen Industriezuckerarten sehr ähnlich.
Um den Zucker im menschlichen Körper zu verarbeiten (verbrennen), braucht es eine ausgewogene Menge an Calcium, Spurenelementen, Vitaminen (speziell aus dem B-Komplex) usw. Alle diese notwendigen Stoffe sind im richtigen Verhältnis dort vorhanden, wo die Einheit eines Naturproduktes im ursprünglichen Zustand belassen wird. So sind im Vollkorn-Getreide, im Obst, in Weinbeeren, im Honig usw. nebst den natürlichen Zuckerarten alle die notwendigen Stoffe im richtigen Verhältnis vorhanden, die einen normalen und natürlichen Abbau dieser Zuckerarten im Körper ermöglichen.

Isst der Mensch aber Industriezucker, sei es in Getränken, in Gebäcken, Schokolade, Patisserie oder in anderer Form, so fehlen dem Verdauungssystem alle die genannten unentbehrlichen Hilfsmittel. In solchen Fällen sucht der Körper naturgemäss nach Reserven und entzieht dadurch den Knochengeweben, den Zähnen, dem Muskelgewebe wertvolles eigenes Calcium und weitere Mineralien und speziell dem Nervensystem das Vitamin B. Dadurch führt der Zuckerkonsum zu sehr schweren Mangelerscheinungen, die auch durch die besten Medikamente, wie Fluor- und Calciumtabletten, nicht zu beheben sind. Die Abbauprodukte des reinen Industriezuckers verursachen im Darm falsche Gärungen und verwandeln sich zum Teil in gefährliche Säuren, die zu einer ständigen Blutübersäuerung führen.
Zahnkaries, schwache Knochen, Hautkrankheiten, Rheuma, Arthritis, Arthrose, Verdauungsbeschwerden und viele andere Zivilisationskrankheiten können in engem Zusammenhang mit dem Zuckerkonsum stehen.
Der oft gepriesene rohe Rohrzucker weist einen so geringen Anteil an Mineralien auf, dass man hier kaum von einer Verbesserung der Qualität sprechen kann.
Die künstlichen Süssstoffe sind ebenfalls kein vernünftiger Ersatz für Industriezucker. Dabei handelt es sich um chemische Substanzen, die vom Körper wieder ausgeschieden werden müssen. Über die Harmlosigkeit solcher Süssmittel sind sich die Wissenschaftler keineswegs einig. Sicher ist, dass unser Körper keine künstlichen Süssstoffe braucht, die ohnehin nur den Zweck haben, unser Geschmacksempfinden zu «befriedigen». Gerade diese Irreführung unserer Geschmacksnerven kann zu Disharmonien unserer Verdauung führen, da wir unserem Körper durch eine «Falschmeldung» Zucker ankündigen, der dann in keiner Weise vorhanden ist.
Unser Körper braucht keinesfalls Industriezucker; schon nach wenigen Tagen kann sich unser Geschmacksempfinden auf ungesüssten Tee usw. umstellen. Erst bei ungesüssten oder mit etwas Honig oder Birnendicksaft leicht gesüssten Vollkornbackwaren merken wir beim richtigen Kauen, wie natürlich süss und wunderbar z.B. ein Vollkornbrot-Keks (-Guetzli) schmecken kann.
An dieser Stelle möchten wir noch kurz auf das Weissmehl und die Weissmehlprodukte hinweisen, da es sich bei diesen Kohlenhydraten um ein ganz ähnliches Problem wie beim Zucker handelt. Ein natürlicher Abbau dieser Produkte ist auch nur möglich, wenn alle Substanzen des vollen Getreidekornes vorhanden sind, also im Vollkorngetreide und in Vollkornmehlprodukten. Weissmehlprodukte, die dann noch mit Industriezucker gesüsst sind, wirken also doppelt so schlimm.

Getränke und Flüssigkeitsbedarf

Ohne Nahrung kann ein gesunder Mensch viele Wochen, ohne Flüssigkeit, d. h. ohne Wasser, nur sehr wenige Tage überleben. Durch die Nahrung, die je nach Zubereitungsart und Qualität (gekochtes Getreide, Suppe, Früchte, Gemüse) eine gewisse Menge Wasser gebunden hat und durch die Getränke decken wir unseren Flüssigkeitsbedarf. Der Flüssigkeitsanteil des menschlichen Körpers beträgt ungefähr 60% des gesamten Körpergewichtes. Diese Körperflüssigkeit wird zusammen mit der Blutflüssigkeit und dem Hirnwasser durch das im ganzen Körper verteilte Lymphsystem in Ordnung gehalten. Über die Nieren und die Harnwege sowie durch Schwitzen wird die überschüssige Flüssigkeit, mit Abbau- und Giftstoffen mehr oder weniger angereichert, wieder ausgeschieden.

Es wäre falsch, jedem Menschen nach Tabellen eine tägliche Getränkemenge zu verordnen. Zuwenig Flüssigkeit kann die Ablagerungen von Giftstoffen im Körper, wie z. B. Nierensteine, fördern. Zuviel Flüssigkeit kann das Herz, die Nierentätigkeit und das Lymphsystem stark belasten. Der Bedarf an Flüssigkeit hängt sehr stark mit der Ernährungsart (Salz und Fettgehalt) und mit der Tätigkeit eines Menschen zusammen. Das richtige Mass von Flüssigkeitsbedarf ist also nur über unser natürliches Empfinden – den natürlichen Durst – zu erkennen. Natürlicher Durst kann sich aber nur melden, wenn wir nicht aus falscher Gewohnheit und zur Befriedigung von Gelüsten Dauertrinker von alkoholischen oder zukkerhaltigen, aromatisierten Getränken sind! Bedenken wir, dass durchschnittlich in einem Liter aromatisiertem Tafelgetränk etwa 100 g Zucker enthalten sind – auch künstlich gesüsste Getränke sind keine gesunde Lösung. Die besten Getränke sind zweifellos Trinkwasser (möglichst ohne oder mit wenig Kohlensäure) und ungezuckerter Kräutertee. Bier, Wein, Apfelsaft und ähnliche Getränke sollten mit Mass getrunken werden. Fruchtsäfte sind schlechte Durststiller und fördern die Übersäuerung von Magen und Blut; Gemüsesäfte sollten eher als Heilmittel oder Nahrungsmittel in kleinen Mengen oder bei Saftkuren getrunken werden. Eine vom Arzt verordnete Trinkkur, während der vorübergehend sehr viel Flüssigkeit getrunken werden soll, ist z. B. zum Ausschwemmen von Nierensteinen angezeigt. In ähnlicher Weise gilt auch die Regel «je schlechter die Nahrung – desto mehr Flüssigkeit»!

Achten wir also auf gesunde Nahrung und natürlichen Durst.

Genussmittel

Die in Europa bekanntesten Genussmittel im Zusammenhang mit der Ernährung sind *Kaffee, Tee* und *Alkohol.*
Trotz der Legalität und den Riesenmengen an Kaffee und Alkohol, die bei uns regelmässig konsumiert werden, handelt es sich dabei eigentlich doch um wirkliche Drogen. Auf unser Nervensystem wirken diese in kleinen Mengen stimulierend, also angenehm anregend, in grösseren Mengen bedeuten aber alle diese Genussmittel eindeutig ein starkes Gift für das menschliche Nervensystem, für die Sinnesorgane und schliesslich für den ganzen Körper. Die Wirkstoffe von Kaffee und Schwarztee – Coffein und Thein – sowie der Alkohol in den alkoholischen Getränken bewirken bei regelmässigem Genuss eine Süchtigkeit, die mit harmloser Gewohnheit nichts mehr zu tun hat. Wir alle kennen von Freunden und Bekannten – oder gar von uns selber – den Ausspruch: Ich kann auf meinen Kaffee nicht verzichten, usw. Spätestens in diesem «Stadium» müsste sich der Mensch ernsthaft überlegen, ob er nicht seiner Gesundheit zuliebe den Genuss von Kaffee einstellen oder einschränken sollte.
Ein Mensch, der ganz bewusst gesund leben will oder mit der Leber, den Nieren, dem Magen oder dem Verdauungs- oder Nervensystem Probleme hat oder an Blutdruckbeschwerden leidet, sollte am besten auf den regelmässigen Genuss von Kaffee, viel Schwarztee und Alkohol verzichten.

Coffein: Zu den schädlichen Wirkungen des Coffeins bewirkt der Genuss von viel Kaffee auch eine Übersäuerung des Blutes, was wieder verschiedene Beschwerden wie Rheuma, Arthritis, Arthrose, ernsthafte Magenerkrankungen usw. fördern kann. Die Annahme, Milchkaffee sei nicht nur im Geschmack, sondern auch in der Wirkung milder, stimmt nicht. Auf die Verdauungsorgane kann Milchkaffee oder Kaffee mit Rahm noch eine schlechtere Wirkung haben als Kaffee ohne Zusätze.

Thein: Die Wirkung des Schwarztees ist in jeder Hinsicht etwas milder und harmloser als die des Kaffees, doch muss auch hier von grossen Mengen abgeraten werden. Viele aromatische Schwarzteesorten sind oft chemisch, d. h. künstlich parfümiert und sollten nicht getrunken werden.

Alkohol: Die Folgen des Alkoholmissbrauchs auf die Gesundheit und die möglichen Fehlreaktionen des Menschen nach Alkoholgenuss sind allgemein so bekannt, dass wir darauf nicht näher eingehen müssen. Gesundheitsbewusste Menschen sollten speziell Liköre und Spirituosen, des konzentrierten Alkoholgehaltes wegen, gänzlich meiden. Wenn es der

Gesundheitszustand zulässt, ist gegen den mässigen Genuss von gutem Wein oder etwas Bier nichts einzuwenden. Da Weisswein oft stark säurehaltig ist und oft grosse Anteile chemischer Substanzen (Schwefel usw.) enthält, ist generell dem Rotwein der Vorzug zu geben. Alle die besprochenen Genussmittel wirken sich aber bei Gesundheitsproblemen und besonders auch bei Blutdruckbeschwerden sehr nachteilig aus.

Scharfe Gewürze: Als eine Art Genussmittel, die oft mit der Nahrungszubereitung in engem Zusammenhang stehen, müssen noch die scharfen, orientalischen Gewürze erwähnt werden. Diese starken Gewürze gehören nicht zur natürlichen Ernährung unserer Klimazonen. Hämorrhoiden, Disharmonien im Verdauungssystem, Reizungen der Schleimhäute und des Nervensystems können die Folgen von übermässigem Genuss orientalischer Gewürze sein. Im Gegensatz dazu bieten die einheimischen Gewürzkräuter reichliche und sehr gesunde Möglichkeiten, unsere Speisen feinschmeckerisch zu würzen.

Rauchen: Obwohl das Nikotin kein Genussmittel aus dem Ernährungsbereich ist, möchten wir hier kurz an die Gefahren des Rauchens erinnern. Die nachteiligen Wirkungen sind allerdings so bekannt, dass wir diese hier nicht näher beschreiben wollen. Durchblutungsstörungen, Verdauungsprobleme, Augenschäden, welke Haut, Krankheiten der Atemwege und Atemorgane sowie eine generelle Gefahr für die ganze Gesundheit und schliesslich auch Krebs können die Folgen des Rauchens sein.

Verträglichkeit von falscher Nahrung und der Gesundheitsprotz

Wer kennt ihn nicht, den Gesundheitsprotz, der von sich behauptet, so enorm gesund zu sein, dass er wahllos jede beliebige Nahrung, jedes Genussmittel und alles durcheinander essen und trinken könne, ohne negative Reaktion seines Magens oder anderer Organe. Der gleiche Typ prahlt auch mit seinen Riesenmengen Alkohol, die weder seinen Magen noch seine Sinne beeinflussen können. Ist dieser Mensch mit seinem «abgehärteten» Magen wirklich gesünder als derjenige, der nach einer gewissen Menge Alkohol merkt, dass er etwas zuviel getrunken hat, oder derjenige, der die verdorbene oder von ihm schlecht vertragene Nahrung durch Erbrechen wieder von sich geben muss? Ganz bestimmt nicht! Das Nervensystem des abgehärteten Magens ist eben derart abgestumpft, dass eine natürliche Abwehrreaktion auf schlechte, nicht bekömmliche

Nahrung oder gar Gifte nicht mehr möglich ist. Mit Gesundheit hat dies allerdings nichts zu tun. Schätzen wir also ein gut funktionierendes Abwehrsystem unserer Verdauung und lernen wir aus natürlichen Reaktionen unseres Nervensystems, wie Erbrechen, Übelkeit usw., dass irgend etwas mit unserer Ernährung nicht stimmen kann. Wenn wir merken, dass unser Organismus ein bestimmtes Nahrungsmittel ablehnt oder durch Magenschmerzen oder Blähungen sich eine schlechte Verdauung bemerkbar macht, sollten wir den wirklichen Fehler suchen und nach Möglichkeit unsere Ernährungs- und Lebensgewohnheiten überprüfen und korrigieren. Den Magen «abhärten» zu wollen, ist sicher eine falsche Lösung!

Analytische oder ganzheitliche Betrachtung der Nahrungsmittel

Der hohe Stand der Technik und die einerseits bewundernswerten Möglichkeiten der Chemie haben das Denken vieler Menschen stark geprägt. Durch die Entwicklung der Alchimie zur Chemie haben die Wissenschaftler versucht, alle mineralischen und organischen Substanzen, auch die Pflanzen und Nahrungsmittel, zu analysieren und in ihre einzelnen Bestandteile zu zerlegen. Für die moderne Wissenschaft wurde damit der einzelne Bestandteil oder Wirkstoff immer wichtiger, und die Kenntnisse der Chemie erlaubten es dem Menschen, in den letzten Jahrzehnten immer perfekter diese isolierten Wirkstoffe auch synthetisch, also künstlich herzustellen.
Die Ganzheitslehre und die Erfahrung haben uns aber gelehrt, dass eine rein analytische Betrachtung der Nahrungsmittel nicht nur naturwidrig, sondern auch unvollständig ist. Der Mensch und auch das Tier können mit «künstlicher» Nahrung nicht dauerhaft gesund leben, denn bei solchen Nahrungsmitteln fehlt die natürliche Ausgewogenheit, die natürliche Zusammengehörigkeit unzähliger Bestandteile, die zusammen eine lebendige «Urkraft» und Einheit bilden, wie beispielsweise die Keimkraft eines Getreidekornes, eines Samens oder einer Nuss. Diese Keimkraft ist auch nur durch Keimversuche, nicht aber durch die Chemie beweisbar! So sind auch nur Getreidekörner über Jahre haltbar und damit auch für den Menschen als wertvolle Nahrung nutzbar, solange diese Keimkraft voll erhalten bleibt.

Daraus sollten wir lernen, nicht altes Mehl, alte Getreideflocken oder gemahlene Nüsse zu verarbeiten, sondern alle diese Nahrungsmittel möglichst kurz bis zum Gebrauch als Ganzes zu lagern.

Naturvölker

Der erstaunliche Gesundheitszustand und das überaus hohe Durchschnittsalter der Hunzas im Himalaja, einiger weniger Stämme in Südamerika, in Afrika und Polynesien beweisen uns, dass durch gesunde Lebensweise und natürliche, einfache Ernährung mit streng einheimischen Nahrungsmitteln ein gesundes Leben, praktisch frei von Zivilisationskrankheiten möglich ist.
Dass andererseits noch um die Jahrhundertwende vollständig gesunde Naturvölker durch plötzliche Umstellung auf moderne Lebensweise mit klimafremder Import- und Industrienahrung sowie Industriezucker innerhalb weniger Jahre krank geworden sind und heute kaum die Hälfte ihres ursprünglichen Durchschnittsalters aufweisen, beweist uns die tragische Geschichte der Bewohner der Südsee-Inseln, der Ureinwohner Australiens und Tasmaniens sowie der Eskimos. Das wichtigste Merkmal der wenigen noch gesund gebliebenen Naturvölker ist die sture Beibehaltung ihrer traditionellen, einfachen Lebensweise und der gesunden Ernährungsweise mit einheimischer Vollwertnahrung.
Die verschiedensten Organisationen der Welt, Forschungsgruppen und Einzelpersonen interessieren sich verständlicherweise für diese gesunden Naturvölker, und es sind auch entsprechende sehr wertvolle Bücher erschienen. Dabei müssen wir uns aber doch ehrlich und objektiv fragen, was wir von diesen Völkern alles lernen und übernehmen können. Die natürliche Lebensweise nach den Gesetzen vom natürlichen Rhythmus von Tag und Nacht sowie die harmonische Nutzung der einheimischen, natürlichen Nahrungsmittel sollten uns ein Beispiel und eine Lehre sein, doch dürfen wir keinesfalls die Speisezettel dieser Völker für uns übernehmen, da diese klimatisch für uns absolut fremd wären. Wenn beispielsweise die Hunzas hauptsächlich von einheimischem Berggetreide und von Papayas leben, so sind für die Hunzas die Papayas die richtigen und gesunden, einheimischen Früchte, wären aber für uns eine absolut naturwidrige Nahrung.
Wollen wir von den Naturvölkern das Richtige lernen, so bedeutet dies nicht die wahllose Übernahme ihrer Nahrungsmittel, sondern Besinnen auf unsere einheimischen Naturprodukte ohne Industrienahrung!

Eindeutige Fehler in der heutigen Ernährung

Aus dem bisher Besprochenen kommen wir zur eindeutigen Erkenntnis, dass die nachfolgend kurz aufgeführten hauptsächlichen Fehler unserer

Ernährung für die Gesundheit sehr nachteilig sein müssen:

- Industrienahrung, raffinierte Nahrung (Weissmehlprodukte usw.) ist in jeder Form «tote», unausgewogene, mangelhafte und urkraftlose Nahrung und kann auch durch künstliche Zusätze nicht verbessert werden.
- Eiweissüberfluss: Der Bedarf an Eiweiss wurde lange Zeit überbewertet und führte zu übermässigem Genuss, speziell von tierischem Eiweiss. Der Mensch kann mit ausgewogener Ernährung absolut gesund ohne tierisches Eiweiss leben. Pflanzliches Eiweiss ist vorzuziehen.
- Fleisch und Milchprodukte wurden in den letzten Jahrzehnten zur dem Menschen nicht entsprechenden Hauptnahrung.
- Missbrauch von Zucker, auch in Gebäck, Schokolade, Tafelgetränken und in der Säuglingsernährung.
- Zitrusfrüchte, Importfrüchte und Gemüse aus fremden Klimazonen sind unnötig und im Überfluss auch sehr problematisch für unsere Gesundheit.
- Naturgemässe Saisonprodukte wurden dank der modernen Konservierungsmethoden und der Tiefkühlung zur naturwidrigen Ganzjahresnahrung.
- Die moderne Landwirtschaft (Viehwirtschaft) und der grosse Kartoffelanbau verdrängten immer mehr die wichtigen Getreidearten als Urnahrung des Menschen.
- Missbrauch von Genussmitteln wie Kaffee, Alkohol, Nikotin usw. hat verheerende Folgen!
- Der durchschnittliche Mensch in Europa und Amerika isst zuviel; Quantität statt Qualität!
- Tafelgetränke enthalten meist enorme Mengen Zucker, Aromastoffe und künstliche Zusätze und dienen schliesslich nicht mehr als gesunde Durstlöscher, sondern als überflüssige Genussmittel.
- Die hastige Lebensweise führte nicht nur zu einer gesundheitsfeindlichen Verbreitung der Fertignahrung, sondern der Mensch verlernte dabei auch das richtige Kauen. Ohne richtiges Kauen und Einspeicheln der Nahrung, die eigentlich nur zu Brei gekaut in den Magen gelangen sollte, ist eine gesunde Verdauung nicht möglich. Denken Sie dabei an die sehr zutreffende Bezeichnung «Mahlzeit» – es darf daraus kein Schnellimbiss werden!
- Kaugummi-Kauen ersetzt leider kein gesundes Kauen, sondern ist eine sehr naturwidrige Gewohnheit, wobei die Produktion von Speichel und Verdauungssäften angeregt wird, die dann für die Verdauung gar nicht gebraucht werden. Auch diese schlechte Gewohnheit führt zu einer Disharmonie in unserem Verdauungssystem.

Allgemein gültige Regeln für eine gesunde Ernährung

- Vollwertnahrung, d.h. Vollkornprodukte sollten das Grundnahrungsmittel des Menschen bilden. Dazu gehören Vollreis, Gerste, Hirse, Hafer, Mais, Weizen, Roggen und Buchweizen, Vollkornbrote und Vollkornteigwaren. Wenn möglich sollten alle Getreide bis kurz vor dem Gebrauch als ganzes Korn gelagert werden, damit die Urkraft erhalten bleibt.
- Einheimische Saisongemüse, Salate, Saisonfrüchte und im Winter natürlich lagerfähige Wintergemüse sind Importprodukten aus fremden Klimazonen unbedingt vorzuziehen.
- Bohnen, Linsen und ähnliches sind eiweissreiche Nahrungsmittel und sollten regelmässig gegessen werden.
- Tierische Nahrung (Fleisch und Milchprodukte) je nach bisheriger Gewohnheit mit Mass.
- Saure oder säurebildende Nahrung meiden.
- Industrie- und Fertignahrung, Konserven oder vorgekochte Nahrung meiden.
- Industriezucker und künstliche Süssstoffe in jeder Form und alle deren Produkte wie Bonbons, Schokolade usw. meiden.
- Naturprodukte sind vollwertig und können durch künstliche Zusätze wie Farbstoffe, künstliche Vitamine usw. nur verdorben werden.
- Keine aufgewärmten oder durch lange Lagerung verdorbene Speisen essen.
- Nur kaltgepresste Pflanzenöle verwenden. Gehärtete Öle und Fette sowie tierische Fette meiden.
- Viel Salz und starke, orientalische Gewürze meiden; nur zusatzfreies Salz oder Meersalz und einheimische Gewürzkräuter verwenden.
- Starke Genussmittel und Stimulantien wie Kaffee und Spirituosen meiden.
- Nahrungsmittel, die in noch rohem, unverarbeitetem Zustand unserem Empfinden und unseren Sinnen (Geruch und Aussehen) unangenehm erscheinen, sollten gemieden werden.
- Gesunde Nahrung soll schmackhaft und kultiviert, auch für das Auge ansprechend serviert werden.
- Hunger und Appetit sind nicht dasselbe, wir sollten nur essen, wenn wir Hunger haben. Essen nach Qualität und nicht nach Quantität.
- Langsames, ruhiges Essen und richtiges Kauen sind enorm wichtig. «Gut gekaut ist halb verdaut» ist ein alter Weisheitsspruch mit tiefer Wahrheit. Jeder Bissen sollte 50mal gekaut werden und im Krankheitsfall sogar bis 100mal.

- Rohe und gekochte Nahrung im richtigen, individuellen Verhältnis und je nach Gewohnheit und Verträglichkeit geniessen.
- Beim Einkaufen auf die Deklarationen (Angaben der Zusammensetzungen) auf den Packungen achten! Vertrauen Sie nicht der Reklame, sondern sich selbst!

Bei all diesen Regeln sollte sich die Hausfrau ihrer grossen Verantwortung ihrer Familie gegenüber und auch jeder Mensch seiner Verantwortung gegenüber sich selbst und seiner Gesundheit bewusst sein. Das Kochen und die Nahrungszubereitung sind eine äusserst kreative und verantwortungsvolle Arbeit, die von uns allen mit Dankbarkeit geehrt werden sollte. Dankbarkeit schulden wir auch der Natur, die uns, wenn wir die Naturgesetze richtig kennen und nutzen, mit dem Notwendigen versorgt.

Das Wichtigste – durch eigenes Denken und Urteilen sein eigener Meister sein!

Es ist eine lohnenswerte und kreative Aufgabe, sich intensiv mit der Ernährung, den Naturgesetzen und gesunder Lebensweise zu befassen und sich kritisch damit auseinanderzusetzen. Dabei lernt man zu verstehen, warum einzelne Nahrungsmittel für den Menschen generell oder für sich selber gesundheitsfördernd oder andere widernatürlich und schädlich sein können. Dann ist es auch möglich, die Verantwortung der eigenen Gesundheit nicht andern, sondern sich selbst zu überlassen. Wir wünschen Ihnen dabei alles Gute und beste Gesundheit!

Alternativen zu naturwidrigen Nahrungs- und Genussmitteln

Diese Liste soll als Richtlinie und Anregung dienen, um begehrte, aber gesundheitsgefährdende Nahrungsmittel durch bessere zu ersetzen.

Verlangen nach:	*Ersatz:*
Zucker:	wenig Honig, Birnendicksaft, Weinbeeren (evtl. eingeweicht), Vollkornprodukte werden beim Kauen süsslich
Kaffee:	Getreidekaffee (Pionier, Bambu usw.)
Tee:	Banchatee, 3-Jahres-Tee, Kräutertees
Schokolade, Patisserie usw.:	einheimische Dörrfrüchte, Haselnüsse, Mandeln
Rahm:	Mandelpaste, Tahin (Sesampaste) statt Rahmsaucen
Fruchtsäfte:	Breuss-Saft, Gemüsesäfte, Süssmost, Karottensäfte usw.
Zitrusfrüchte:	alle einheimischen Saisonfrüchte – frisch, nicht tiefgefroren (jahreszeitliche «Schwingungen»)
Weissmehlprodukte und Teigwaren:	Vollkornmehle (auch zum Backen), Vollkornteigwaren
Alkohol:	möglichst unterlassen – kein Ersatz, aber ... je nach Diät nur gesunde, reife Rotweine, Bier, Apfelwein – keine Spirituosen!
Beim Abbau von viel Fleischgenuss:	Leguminosen (Bohnen, Kefen, Linsen, Soja usw.)
Beim Abbau von Milchprodukten:	wie oben – zusätzlich Nüsse und Mandelpaste
Salz:	wenig Meersalz, Gomasio, Tamarin (Sojasaucen), einheimische Gewürze

Säuglings- und Kindernahrung:

Instant-Kindertee:	Säuglingstee / Kindertee (Kräutermischungen ohne Zucker und ohne künstliche Süssstoffe)
Kindernahrung:	Vollkorn (Demeter-Schleime und -Breie)
Milch-Unverträglichkeit:	Vollkorn-Reisschleim für Kleinkinder, Kräutertees für Kinder

Dringende Empfehlung zur Unterstützung von Heilmitteln

Es handelt sich bei den nachfolgenden Angaben um keine Heilkost, sondern nur um minimale Massnahmen zur Unterstützung einer echten Heilung.

Unbedingt zu meiden sind bei den folgenden Krankheiten und Beschwerden:

Arterienverkalkung, Arthrose, Arthritis, Rheuma:	saure Früchte, Zitrusfrüchte, Tomaten, Spinat, Käse, Eier, Essig, Kaffee, jede Art von Industriezucker, viel Fleisch, speziell Wurstwaren und Schweinefleisch
Magenbeschwerden:	Kaffee, jede Art von Fruchtsäften, Milchprodukte, Weissmehlprodukte jeder Art, Zucker, Weisswein, Wurstwaren, Fett
Darmbeschwerden:	Kaffee, Fett, Milchprodukte (Ausnahme Kefir), Weissmehlprodukte jeder Art, Zucker, Weisswein, Abbau von viel Fleisch und Wurstwaren – evtl. einige Zeit alles Rohe meiden
Leberbeschwerden:	Fett, Öl, Milchprodukte, speziell Schweinefleisch, wenig Fleisch!
Hämorrhoiden, Krampfadern:	Eier, Fett, Kaffee, Alkohol, Wurstwaren, Salz

Hautkrankheiten, Ekzeme usw.:	einige Zeit alles Rohe meiden, Milchprodukte, Salz, Schokolade und Zucker jeder Art, Kaffee, Tabak, alle Süssigkeiten
Haar- und Nagelprobleme:	Weissmehlprodukte, Zucker, alle sauren und säurebildenden Speisen
Schlafstörungen:	Kaffee, Schwarztee, Fett, Alkohol usw. (Leberdiät)
Husten, Bronchien:	Milchprodukte, schleimbildende Nahrung, Weissmehlprodukte, zuviel Getränke (Flüssigkeit)
Nierenbeschwerden:	Milchprodukte, Zitrusfrüchte, Kaffee, Spinat, Tomaten, saure oder säurebildende Speisen

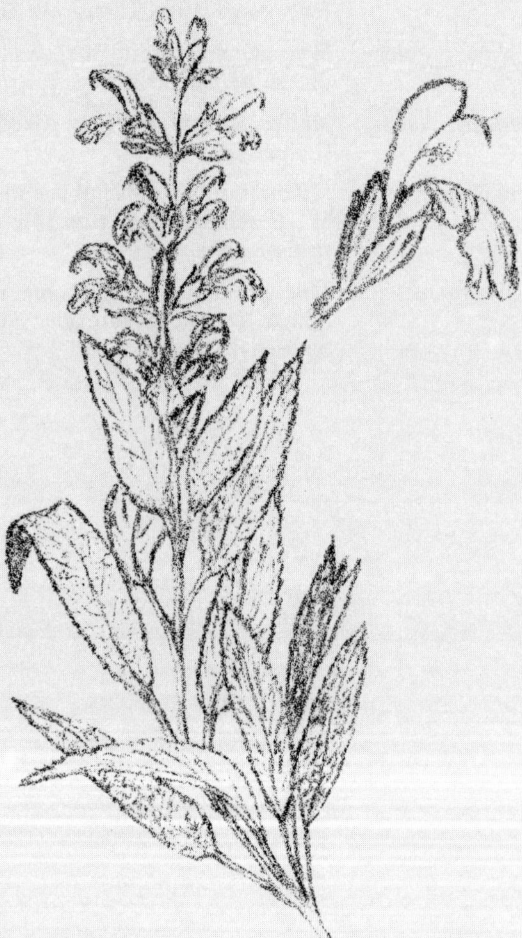

SALBEI
Salvia officinalis

Ernährungsrezepte

Salbei

Der Salbei ist wohl eines der wertvollsten und berühmtesten Heilkräuter Europas, das wir in der Naturheilkunde kennen. Man kann sagen, dass der Salbei bei fast jedem Leiden Heilung bringen kann. Der Salbei wird auch «Griechischer Tee» oder «Heiliges Kraut» genannt und deutet somit darauf hin, dass dieses Wunderkraut als Arznei schon seit der Antike verwendet wird. Sein Name, der von dem lateinischen Wort salvare (retten, heilen) abgeleitet ist, deutet bereits auf seine wunderbaren Eigenschaften hin. Seit Generationen kennt man den Spruch aus dem Mittelalter: «Wie kann ein Mensch sterben, der Salbei in seinem Garten hat?»
Salbei ist ein winterharter Strauch von 25–50 cm Höhe, wächst wild und wird in vielen Gärten kultiviert. Er bevorzugt trockenen und steinigen Boden, wo er sich auch gerne durch die Sonne den ganzen Tag über begleiten lässt. Verwendet werden nur seine länglichen, ovalen, dunkelgrünen, filzartigen, von feinen Ausschnitten gesäumten Blätter. Seine imposanten Lippenblüten sind bläulich bis violett gefärbt und in Form von Ähren angeordnet. Die günstigste Erntezeit ist im Frühjahr bis Ende Juni. Die Blätter können aber auch im Herbst gepflückt werden.

Die verdauungsfördernden, krampfstillenden Salbeiblätter nimmt man als Aufguss nach dem Essen, um den trägen Magen anzuregen; ferner, um allzu reichliche Mahlzeiten gut zu verdauen und um Brechreiz sowie anhaltenden Durchfall zu beseitigen. Bei innerlicher Anwendung steigert der Salbeitee oder auch der Salbeiwein die Vitalität des Organismus durch seine belebenden und für das Nervensystem, die Blutzirkulation und das Herz ausgleichenden Eigenschaften. Der Salbei ist auch angebracht zur Harmoniserung von Schwindel und vermag ausserdem überanstrengte und deprimierte Menschen wieder neu zu beleben. Salbei-Präparate sind auch sehr empfehlenswert gegen Schweissausbrüche, übermässiges Schwitzen und Nachtschweiss.
Auch äusserlich lässt sich Salbei sehr vielseitig anwenden: Als Gurgelmittel wirkt Salbeisud (4 Fingerspitzen auf einen Liter Wasser) gegen

Angina, entzündetes Zahnfleisch, Mundfäule und Aphten. Eine stärkere Dosis (1 Handvoll auf 1 Liter Wasser) verwendet man für Vollbäder oder für Kompressen auf Wunden, Flechten oder Ekzeme.
Gegen die Folgen von Wespen- und andern Insektenstichen wirken frische, zerriebene Salbeiblätter direkt aufgelegt sehr beruhigend. Auch in der Küche nimmt der Salbei einen Ehrenplatz ein. Nicht nur in der Provence, auch bei uns verwendet man Salbei frisch oder getrocknet zu vielen Gerichten. Er gibt dem Gemüse, den Kartoffeln, Tomaten und dem Fleisch einen ganz besonderen und delikaten Geschmack und fördert die Verdaulichkeit aller Speisen.
In der Kosmetik konnte der Salbei ebenfalls einen wichtigen Platz behaupten, enthalten doch sehr viele Gesichtswasser Extrakte dieser Pflanze.
Sind das nicht ausreichende Gründe, um einen Salbeistock auf seinem Balkon oder im Garten zu haben?

Grossmutters Rezept

Salbeiwein

Eine Handvoll frische Salbeiblätter werden in 1 Liter guten Rotwein eingelegt und nach 8–10 Tagen durch einen Kaffeefilter abgesiebt. 2–3mal täglich 1–3 Esslöffel davon nach den Mahlzeiten einnehmen.

Eichelkaffee

Die Eicheln werden geschält, geschnitten und dann geröstet, anschliessend gemahlen. Dem daraus hergestellten Kaffee fehlt sowohl das Koffein als auch das dem gerösteten Kaffee eigentümliche brenzlige Öl.

Eichelkaffee mit gerösteten Eicheln und Getreidekörnern wirkt zusätzlich magenstärkend und kann bedenkenlos auch Kindern als Getränk gegeben werden.

Gerstenwasser

2 Esslöffel Gerste unter ständigem Umrühren erhitzen, bis diese schön gelb geworden sind, ½ l Wasser dazu giessen und 1 Stunde kochen lassen. Abfiltrieren, etwas Birnendicksaft oder Honig dazugeben und nach dem Erkalten trinken. Das erfrischende, gut bekömmliche Getränk ist sehr schmackhaft und nahrhaft. Nach Belieben kann noch etwas Fruchtsaft dazugegeben werden.

Malzkaffee

Man lässt Weizen bei einer Temperatur von etwa 25–30° einige Tage lang angefeuchtet stehen, derselbe fängt dann an zu keimen. Sind die Keime etwa so lang geworden wie die Weizenkörner selbst, so breitet man den Weizen auf einem leinenen Tuch aus und trocknet ihn schnell, worauf man ihn in einer Kaffeetrommel wie gewöhnlichen Kaffee brennt. Der auf diese Weise bereitete Malzkaffee enthält tatsächlich Malz, während in einem nur gebrannten (gerösteten), aber zuvor nicht gemalzten Getreide selbstverständlich kein Malz enthalten sein kann.

Brotrezept

Aus sehr vielen Backvergleichen mit den verschiedensten Materialien und Getreidearten hat sich folgende Methode herauskristallisiert und seit Jahren bewährt: Ein gehäufter Teelöffel *Blütenhonig* wird in ¼ l warmem Wasser (50°) gut verrührt, dann mit 250 g feinem Roggenschrot vermischt. Diesen kleinen Vorteig stellt man am Abend her und stellt ihn über Nacht warm – er sollte 26 bis 30° Wärme in der Umgebung haben – am Ofen oder neben eine Kochplatte, die man auf kleinste Einstellung bringt. Am nächsten Morgen gibt man die gleiche Schrotmenge und warmes Wasser oder Molke hinzu. Am Abend kann man dann das grosse Sauerstück mit etwa 60% des zu verbackenden Mehles oder Schrotes, gleich welcher Getreidearten, ansetzen. Jetzt gibt man Gewürze und Leinsamen oder ähnliches hinzu und stellt wieder gut warm. Am nächsten Morgen gibt man Salz zu und macht den Teig. Wenn er wieder aufzugehen beginnt, werden die Brote geformt. Man lässt sie gut aufgehen und schiebt sie dann in den vorgeheizten Ofen und backt sie gut eine Stunde. Roggen ist leicht verdaulich, wenn er diese fünf Stufen durchgemacht hat. Bei Weizen, Hafer und Gerste reichen drei Stufen. Vom fertigen Teig kann man 300 bis 500 g in einem Tontopf aufheben. Nachdem er etwas aufgegangen ist, bindet man mit Papier zu und stellt den Topf in den Keller (nicht Kühlschrank).

Will man neu backen, holt man ihn am Morgen aus dem Keller, setzt einen Teelöffel Honig, in warmem Wasser aufgelöst, hinzu und stellt den Topf warm. Am Mittag kann man 250 g Roggenschrot mit warmem Wasser zugeben und abends das grosse Sauerstück ansetzen und fortfahren, wie beschrieben. Man kann auch jedesmal ganz neu beginnen. Die richtige Wärme des Backraumes gibt Gewähr für gutes Gelingen.

Zusätzliche Notiz: Die Blattage sind zum Brotbacken ungeeignet, da der Teig leicht zerläuft. Tage mit Planetenknoten: der Teig geht nicht auf, das Brot reisst. Mit Molke gebackene Brote schimmeln nicht, während Buttermilch für den Sommer nicht empfohlen werden kann, bei Lagerung über drei Tage hinaus.

Über Blattage erfährt man mehr in der Publikation «Aussaattage», aus der Konstellationsforschung erarbeitet und zusammengestellt von Maria Thun und Matthias K. Thun, Verlag Aussaattage, Postfach 1446, D-3560 Biedenkopf/Lahn.

Essener-Brot

Ein uraltes Brotrezept ohne Hefe und ohne jegliche Hilfsmittel:

1 Tasse (oder grosses Gefäss) Vollweizen oder Vollroggen in einem Glasgefäss mit Wasser decken und 1–3 Tage ankeimen lassen.

Die Masse durch Fleischwolf oder ähnliches drehen und mit nassen Händen Laibe oder Brötchen formen. Bei 150° (ohne Vorheizen) im Backofen oder Holzbackofen je nach Laibgrösse 1–2 Stunden backen.

Dieses Brot schmeckt leicht süsslich, die Beigabe von Salz ist daher nicht unbedingt notwendig – zur Abwechslung können aber Salz oder Rosinen beigemischt werden.

Der grosse Vorteil dieses Brotes ist, dass überhaupt keine Hefe verwendet werden muss.

Backen mit Vollkorn, ohne Zucker und ohne künstliche Zutaten

Knusperherzchen

50 g Weizenmehl
50 g Haferflocken
1 Esslöffel Honig
1 Esslöffel Öl
50 g Nüsse (nach Bedarf)
½ Teelöffel Salz
1 Teelöffel Vanille (knapp gestrichen)
1 Teelöffel Zimt
etwas Muskat
Schale einer biologischen Zitrone fein gerieben
1 Teelöffel Zitronensaft

Alle Zutaten vermischen und den Teig etwas stehen lassen (ca. 30 Min.).
Backen: ca. 10 Minuten bei mittlerer Hitze

Mandelfreude

25 g Sojamehl
25 g Weizenmehl
50 g grob geriebene Mandeln
50 g Kokosflocken
40 g Margarine
1 Esslöffel Honig

Die 4 ersten Zutaten in eine Schüssel geben und die Margarine mit dem Honig im Wasserbad erwärmen. Margarine und Honig etwas abkühlen lassen und unter den trockenen Teigansatz geben.
Backen: ca. 10 Minuten bei mittlerer Hitze

Vollkornkekse

300 g Grahammehl
in eine Schüssel geben
180 g Margarine
in kleine Stücke schneiden
3 Löffel Honig
100 g frisch gemahlene Mandeln
und Haselnüsse
2 Eier
1 Zitronenschale abgerieben
(biologische Zitrone)
1 Esslöffel Zitronensaft
1 Prise Salz
¼ Teelöffel Backpulver
¼ Teelöffel Zimt

Zutaten beigeben, mischen, leicht zusammenkneten, Teig kühlstellen.

Formen: Teig 4 mm dick auswallen, Förmchen ausstechen, evtl. mit Eigelb bestreichen.
Backen: ca. 10 Minuten bei mittlerer Hitze in der Mitte des vorgeheizten Ofens.

Lebkuchenherzchen

200 g Honig
200 g Birnendicksaft
250 g Margarine
1 Ei
⅓ Teelöffel Meersalz
1 Teelöffel Zimt
je 1 Messerspitze Nelken-, Muskat-, Ingwer- und Korianderpulver
100 g gemahlene Mandeln
500 g Vollkornmehl
1 Briefchen Backpulver
Margarine zum Bestreichen

Honig, Birnendicksaft und Margarine in der Pfanne heiss machen, dabei immer mit einer Holzkelle rühren, abkühlen lassen, dabei öfters umrühren. Ei und Salz schaumig rühren, Gewürze und Mandeln in die Honigmasse beimischen. Mehl und Backpulver gut vermischen und alles zusammen zu einem Teig kneten.
Arbeitsplatz mit Mehl bestäuben, Teig ca. ½ cm dick auswallen, Herzchen ausstechen, auf gut gefettetes Blech legen (Pflanzenöl verwenden).
Bei mittlerer Hitze ca. 5–10 Minuten goldbraun backen. Noch heiss mit flüssiger Margarine oder einer Lösung aus dem pflanzlichen Arabisch Gummi bestreichen.

Zimtkekse

100 g Honig und
150 g Margarine schaumig rühren
1 Prise Meersalz beigeben und gut rühren
3 Teelöffel Zimt
1 Messerspitze Backpulver
250 g Vollkornmehl sofort beifügen und mit kalten Händen rasch zu einem Teig verarbeiten

Lassen Sie den Teig über Nacht ruhen (im Kühlschrank). Teig ca. 3 mm dick auswallen, mit Förmchen ausstechen.
Backen: ca. 5–10 Minuten bei ca. 150 °C.

Vierkorn-Ringlein

150 g Margarine glatt rühren
150 g Honig zur Margarine geben und 5–10 Minuten schaumig rühren
1 Kaffeelöffel Vanillepulver
evtl. Eigelb
100 g Haselnüsse grob gerieben
50 g Hirseflöckchen
50 g Roggenvollmehl
40 g Gerstenvollmehl
150 g Weizenvollmehl
1 Kaffeelöffel Backpulver
Eiweiss zum Bestreichen
Grob geriebene Haselnüsse zum Verzieren.

Den Teig ½ cm dick auswallen, Ringlein ausstechen, mit Eiweiss bestreichen und mit den Nüssen bestreuen.
Backen: ca. 5 Minuten bei mittlerer Hitze.

Griessbällchen

¼ l Wasser
4 Esslöffel Weizenvollkorngriess
100 g Haferflocken
100 g Haselnüsse
2 Teelöffel Honig
1 Esslöffel Weizenkeime
Kokosflocken zum Bestreuen

Den Griess im Wasser ganz kurz aufkochen, bis er recht dick wird. Erkalten lassen und die restlichen Zutaten dazugeben. Die Haselnüsse werden mit einer Nussmühle so fein wie möglich gemahlen und dann noch (wenn gewünscht) im Mixer pulverisiert. Kleine Bällchen formen und in Kokosflocken drehen. Der Teig ist ziemlich feucht, und es empfiehlt sich, die Bällchen 1–2 Stunden in den Kühlschrank zu stellen.
Backen: ca. 5–10 Minuten bei mittlerer Hitze.

Wichtiger Hinweis:

Selbstverständlich sollte für gesundes Gebäck nur Vollkornmehl verwendet werden, das möglichst frisch gemahlen worden ist. Als Margarine sollte nur rein pflanzliche, *nicht gehärtete* Pflanzenmargarine, als Salz reines Meersalz und als Backpulver nur Reform-Backpulver verwendet werden.
Freilandeier von gesund lebenden Hühnern sind selbstverständlich vorzuziehen!
Lassen Sie sich nicht entmutigen, wenn Ihnen beim ersten Backversuch mit Vollkorn nicht alles perfekt gelingen sollte. Die Umstellung auf Vollkorn erfordert etwas Übung, aber es lohnt sich!

Feigenkugeln

100 g Aprikosen gedörrt über Nacht einweichen, durchtreiben oder fein wiegen
500 g Feigen durch die Hackmaschine treiben oder fein wiegen
1 l Zitronensaft beigeben, zu einem Teig kneten
300 g Mandeln
evtl. wenig Kirsch

Von dieser Masse kleinere Kugeln formen, in geriebenen Mandeln wenden und auf dem Kuchengitter über Nacht trocknen lassen (ohne Backen).

Gefüllte Datteln

Datteln: sorgfältig Stein herausnehmen
Feigenkugelmasse: mit mandelförmigem Stück die Datteln füllen
½ oder ¼ Baumnusskerne auf die Feigenkugelmasse setzen.

Klostergewürzmischung

Zum Einlegen von Gurken oder Wild und Sauerbraten.

300 g Senfsamen weiss
23 g Koriander
20 g Pfeffer
10 g Fenchel
20 g Piment
5 g Nelken
5 g Kümmel
5 g Lorbeerblätter fein geschnitten
2 g Ingwer fein geschnitten

Grossmutters Gewürzmischungen für Kleingebäcke

	Birnbrot-gewürz	Fladen-gewürz	Basler Leckerli	Lebkuchen-gewürz	Stollen-gewürz	Aachner Printen	Nürnberger Honig-lebkuchen
Zimt	30	60	25	50	40	40	55
Nelken	10	25	20	10	10	20	10
Piment			15	10			
Kardamome					20		10
Muskatblüte			5				
Ingwer		25			20		
Kassiablüte			15				
Anis	20	60		10			10
Koriander	20	50		5		40	
Pfeffer weiss							5
Muskatnuss	5						
Fenchel	20			10			10
auf 500 g Mehl zu verwenden	15 bis 20 g	15 bis 20 g	20 g	20 g	20 g	15 g	15 g

Verwenden Sie nur frische, feingepulverte Gewürze. Im allgemeinen werden pro 500 g Mehl 10 bis 20 g Gewürzmischung verwendet. Dosieren Sie dennoch Ihrem Geschmack entsprechend.

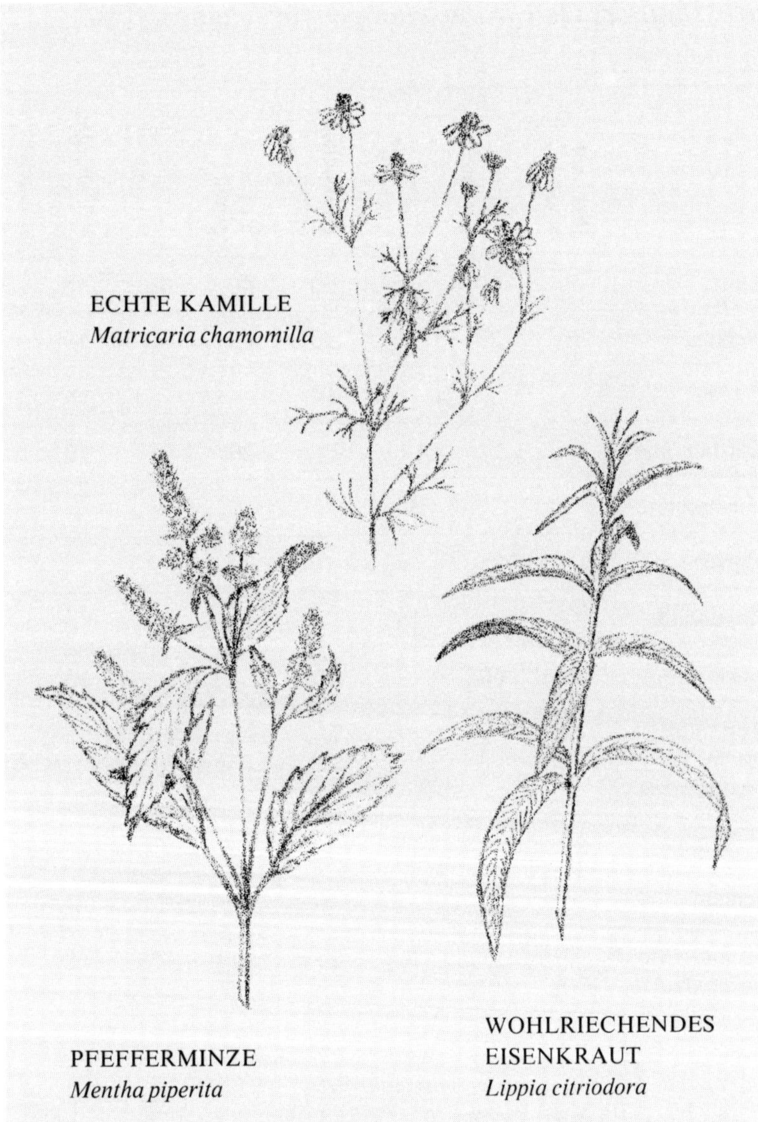
ECHTE KAMILLE
Matricaria chamomilla
PFEFFERMINZE
Mentha piperita
WOHLRIECHENDES
EISENKRAUT
Lippia citriodora

Gesundheitsregeln

Kamille – Pfefferminze – Verveine

Heilkräuter für die natürliche Reiseapotheke

Viele von Ihnen verbringen Ihre Ferien vielleicht in einem südlichen Land. Etwas Glück und gute Vorbereitung gehören sicher auch dazu, damit eine lange Reise ohne wesentliche Gesundheitsstörungen abläuft. Allerdings werden leichtere Beschwerden wie zum Beispiel Verdauungsprobleme, Durchfall, Unwohlsein usw. bei Reisen in den Süden als fast normale Erscheinungen angesehen. Doch lassen sich durch richtige Vorsichtsmassnahmen in der Regel auch solche Störungen vermeiden und somit das Risiko einer schwereren Krankheit auch wesentlich vermindern. Wir möchten Sie hier auf drei sehr wichtige Kräuter aufmerksam machen, die ursprünglich alle im Mittelmeerraum heimisch waren. Es sind dies die Pfefferminze, die Kamille und das wohlriechende Eisenkraut (Verveine). Alle diese Heilpflanzen sind in den südlichen Ländern bestens bekannt und fast in allen Hotels, Restaurants und Bars als Kräutertee erhältlich. Während Ihrer Ferien können Ihnen diese Kräutertees als «natürliche Reiseapotheke» wertvolle Dienste leisten! Diese Tees helfen verdauen, stärken den Magen und bringen auch für Ihre Nerven nur Gutes – also ein wunderbarer und gesunder Ersatz für zuviel Kaffeegenuss oder eine wohltuende Linderung für den verdorbenen Magen.

In Frankreich zum Beispiel gehört es vielerorts zur Tradition, nach dem Essen «une tisane» (einen Kräutertee) zu geniessen, wobei damit meist Verveine, das Eisenkraut, gemeint ist.

Wohlriechendes Eisenkraut, Verveine, botanisch Lippia citriodora

Das Eisenkraut, Verveine, auch Zitronenstrauch genannt, ist eine mehrjährige, 40 bis 80cm hohe Staude, die ursprünglich nur in Südamerika und im Mittelmeergebiet heimisch war und heute auch an milden Lagen in mitteleuropäischen Gärten kultiviert wird. Die hellgrünen, länglich-lanzettlichen Blätter werden 5 bis 8 cm lang und sind an den fast holzartigen, verzweigten Stengeln gegenständig angeordnet. Die Blätter enthalten die starken ätherischen Öle mit dem eigenartigen, zitronenähnlichen Geschmack.
Das Eisenkraut wirkt vor allem verdauungsfördernd und harmonisierend. Es regt die normale Tätigkeit des Magens an und wirkt gegen Schwindel, Migräne und gegen die durch schlechte Verdauung verursachte Schläfrigkeit. Nach dem bekannten französischen Naturarzt Mességué ist Verveine das Kraut der guten Laune und des Glücks, da es eigentlich fast alle unsere Organe günstig beeinflusst und so zu unserem allgemeinen Wohlbefinden beiträgt.

Kamille, botanisch Matricaria chamomilla

Die Kamille ist eine einjährige, bis zu 60cm hohe Pflanze mit aufrechten und ästigen Stengeln. Die meist kahlen, zarten Blätter sind doppelfiedrig geteilt. Die Blütenköpfchen sitzen auf dünnen Stielen, sind etwa 1–1½ cm breit, haben reinweisse, kranzförmig angeordnete Strahlenblüten und viele, zentral angeordnete, kleine, tiefgelbe Röhrenblüten. Die Blütezeit ist in Mitteleuropa von Mai bis September, in den Mittelmeerländern je nach Klima oft auch im Winter. Die Kamille ist eine uralte «Helferin der ersten Stunde» und sollte in keinem Haushalt fehlen, da die Wirkstoffe der Blüten sehr viele Beschwerden zu lindern vermögen. Der Tee verhindert Blähungen im Darm, löst Krämpfe bei Darmkoliken, wirkt gegen Entzündungen und Schmerzen bei Magen- und Darmbeschwerden. Am besten wirkt Kamillentee in sehr schwacher Konzentration; zu starker Kamillentee kann sogar fast Brechreiz auslösen! Zum äusserlichen Gebrauch darf der Kamillenabsud stärker sein und hat ebenfalls wunderbare und heilende Eigenschaften. Auf Wunden und entzündete Hautpartien, auch auf Sonnenbrand aufgelegte Teekompressen beschleunigen den Heilungsprozess. Kamillenspülungen wirken vorzüglich gegen Entzündungen der Mund- und Rachenhöhle. Bei Augenleiden, speziell gegen Augenentzündungen wirken Kamillenkompressen sehr wohltuend und heilend. Solche Kompressen dürfen nur körperwarm, also niemals zu heiss aufgelegt werden! Die fertig im Handel erhältlichen Kamillenextrakte können für äusserlichen Gebrauch wie Teekompressen oder als Badezusatz verwendet werden.

Pfefferminze, botanisch Mentha piperita

Die sogenannte echte Pfefferminze ist keine wildwachsende Pflanze, sondern eine Kreuzung zwischen der Wasserminze und der grünen Minze. Die Pflanze wird 40–60 cm hoch, hat fast vierkantige, in den oberen Regionen stark verzweigte Stengel. Die Blätter sind je nach Art 4–8 cm lang, 1,5–2,5 cm breit, länglich-elliptisch geformt mit einem grob gesägten Rand. Die Farbe der Blätter reicht von Reingrün bis Rötlichgrün. Die einzelnen, rosarötlich bis violetten Blüten sind etwa 8 mm lang und in dichten, ährenartigen Blütenständen angeordnet. Auf geeignetem Boden vermehrt sich die Pfefferminze durch massenhaft auftretende Ausläufer sehr schnell.
Unter den vielen vorkommenden Minzenarten kennen wir bei uns hauptsächlich die echte Pfefferminze (Mentha piperita), die Krausenminze (Mentha crispa) und die Wasserminze (Mentha aquatica). Die arabische Minze ist vor allem in Nordafrika heimisch, wo in Marokko, Algerien und Tunesien der Thé à la Menthe – Schwarztee mit frischer Pfefferminze – ein eigentliches Nationalgetränk ist. Im Schweizerischen Arzneibuch ist nur die Pfefferminze als Heilkraut aufgeführt, doch ist auch die Qualität der anderen Minzenarten nicht zu unterschätzen. Sie sind in der Wirkung der echten Pfefferminze sehr ähnlich. Im Aroma sind die Krausenminze und die Arabische Minze der Pfefferminze sogar überlegen. Die Pfefferminzblätter enthalten viele ätherische Öle und auch Menthol. Die Wirkung ist auf den menschlichen Organismus desinfizierend, schmerzstillend und krampflösend. Der Tee fördert die Sekretion der Magensäfte und der Galle. Sehr zu empfehlen ist Pfefferminztee bei Magenschwäche, Magenverstimmung, gegen krampfartige Beschwerden der Leber und der Galle sowie gegen Kopfschmerzen und Schlaflosigkeit.

Damit Sie auch in Ihrem Ferienland den gewünschten Kräutertee bestellen können, finden Sie hier die entsprechenden Bezeichnungen in Französisch, Spanisch und Italienisch:

deutsch	*französisch*	*spanisch*	*italienisch*
Tee	infusion (tisane)	infusión	infusione oder tè
Eisenkraut, Verveine-Tee	infusion à la verveine	infusión de hierba Luisa	tè di verbera
Kamillentee	infusion à la camomille	infusión de manzanilla	tè di camomilla
Pfefferminztee	infusion à la menthe	infusión de menta oder poleo	tè di menta

Alte Gesundheitsregeln

1. Sich jederzeit schützen vor Feuchtigkeit, kalten Füssen, Luftzug (Durchzug) und raschem Temperaturwechsel.
2. Regelmässige Essenszeiten.
3. Nach dem Essen eine halbe Stunde Ruhe, dann leichte körperliche Bewegung, keine Geistesarbeit.
4. Geistige Arbeit nur mit nüchternem Magen oder leichter Kost.
5. Verlassen der Tafel noch mit einigem Appetit.
6. Rechtzeitige Bettruhe, vor Mitternacht. Der Schlaf am Tag wiegt den der Nacht nicht auf.
7. Ein Vergnügen auf Kosten der Gesundheit, heisst das Recht zu verlieren, sich zu beklagen, wenn man krank ist.
8. Richtig gekaut ist halb verdaut.
9. Eine alte Weisheit: Solange Stuhl und Urin nicht gut abgehen, wirkt keine Medizin, nützt keine Salbe, kein Pulver und heilt keine Wunde. Beides sind Anzeichen, dass der Stoffwechsel nicht richtig funktioniert, der wichtigste aller Wechsel.
10. Trinke nie in den Zorn Alkohol, meide eisgekühlte Getränke, im besonderen Milch. Beides ist sehr gesundheitsschädigend.
11. Es kommt nicht darauf an, wie rasch ein Mittel wirkt, sondern wie es heilt.

Fieber

(nur wenn nötig bekämpfen)

Fieber ist keine Krankheit, sondern das Zeichen einer Störung der Gesundheit, die das Fieberthermometer über 37 °C steigen lässt. Fieber ist eine natürliche Abwehrreaktion des Körpers, die vom Organismus erzeugt wird, um das Wachstum von Bakterien oder Viren zu hemmen. Der Körper produziert mehr Wärme und mehr Energie. Für den Körper bildet jedes Fieber eine Anstrengung. Daher immer den Körper von aussen und innen durch Wickel, Wärmeflaschen und warme Getränke (Lindenblütentee) wärmen. Die Wärme, die der Körper so zugeführt bekommt, braucht er nicht zu erzeugen. So werden Herz und Kreislauf geschont.

Der Körper erzeugt nur soviel Fieber, wie gerade notwendig ist. Fieber kann nicht grenzenlos in die Höhe steigen, das Maximum liegt um 42 °C. Ein Fieberstoss zwischen 40–42 °C für kurze Zeit kann Wunder bewirken. Um 40 °C verlieren Bakterien und Viren in der Regel die Fähigkeit, sich fortzupflanzen. Es ist deshalb falsch, zu früh mit einem fiebersenkenden Mittel einzugreifen. Vergessen Sie nicht, dass die natürliche Heilkraft nie zerstört werden soll und dass die Anwendung von fiebersenkenden Mitteln ein gewisses Risiko bedeutet: Der Körper wird gehindert, genügend Abwehrkräfte zu mobilisieren. Ein Rückfall oder eine neue Erkrankung sind möglich.

Absteigendes Bad bei Fieberkrämpfen:

Dem Vollbad von 37 °C wird langsam kaltes Wasser beigegeben. Man achte darauf, dass die Temperatur nicht unter 20 °C fällt. Dauer eines solchen Vollbades maximal 10 Minuten.

Fieber richtig messen

In der Achselhöhle: Der Quecksilberteil des Fieberthermometers muss fest in der Achselhöhle liegen. Die Messung soll nach 10 Minuten erfolgen.

In der Mundhöhle: Wegen der Gefahr des Zerbeissens des Thermometers sollte diese Art von Messung nur in Ausnahmefällen erfolgen. Dabei wird der Quecksilberteil des Thermometers unter die Zunge geschoben.

Im After: Die Messung erfolgt in Seitenlage mit leicht angezogenen Knien, wobei das leicht eingefettete Quecksilberteil vorsichtig in den Darm eingeführt wird. Wegen ihrer Genauigkeit wird diese Art von Messung von vielen Ärzten bevorzugt. Die Messung erfolgt schon nach 3 Minuten, wobei die Temperatur 5 Zehntelsgrade höhere Werte angibt. Diese sind abzuziehen.

Das Fieberthermometer muss nach jedem Gebrauch gründlich gereinigt und in die Schutzhülle versorgt werden. Erst vor Gebrauch wird der Anzeigewert wieder heruntergeschlagen.
Jeder Arzt wird Ihnen dankbar sein, wenn Sie ihm genau Auskunft über die Messwerte geben können. Die Messzeit ist morgens zwischen 7 und 8 Uhr, abends zwischen 17 und 18 Uhr.

Achtung: Das Quecksilber eines zerbrochenen Thermometers ist giftig und darf nicht berührt werden. Es soll in einer kleinen verschlossenen Flasche zur Beseitigung in die nächste Drogerie oder Apotheke gebracht werden.

Gegen Fieber:

Gehackte Zwiebeln in Baumwollsocken geben und über Nacht anziehen; oder Socken in Essig tauchen und feucht anziehen.

Pflanzen als Wetterpropheten oder Zeitgeber

Blumenuhr

Ringelblume. Ist diese morgens um 7 Uhr noch geschlossen, wird es an diesem Tag regnen; geht sie vor 7 Uhr auf, so bleibt das Wetter gut.

Viele andere Pflanzen haben zur Öffnung der Blütenköpfe ihre bestimmte Zeit:

der Wiesenbockbart	um	3 Uhr
der Spitzwegerich	um	4 Uhr
der Mohn	um	4 Uhr
der Löwenzahn (nur bei trockenem, schönem Wetter)	um	5 Uhr
die Lichtnelke	um	6 Uhr
die Ackerwinde	um	8 Uhr
die Enzian	um	8 Uhr
die Seerose	um	8 Uhr
die Königskerze	um	9 Uhr
die Silberdistel	um	14 Uhr
der Tabak	um	16 Uhr
die Nachtkerze	um	21 Uhr
u.a.		

Eventuelle Sommerzeitverschiebung ist noch zu berücksichtigen!
Beachten Sie jedoch, dass die hier angegebenen Zeiten je nach Standort der Pflanze, Lichteinfall und Sonneneinstrahlung abweichen können.
Beobachten Sie selber und betrachten Sie täglich die sich verändernde Natur. Immer wieder entdecken Sie Neues, ein Erlebnis, das Ihrer Gesundheit zugute kommt!

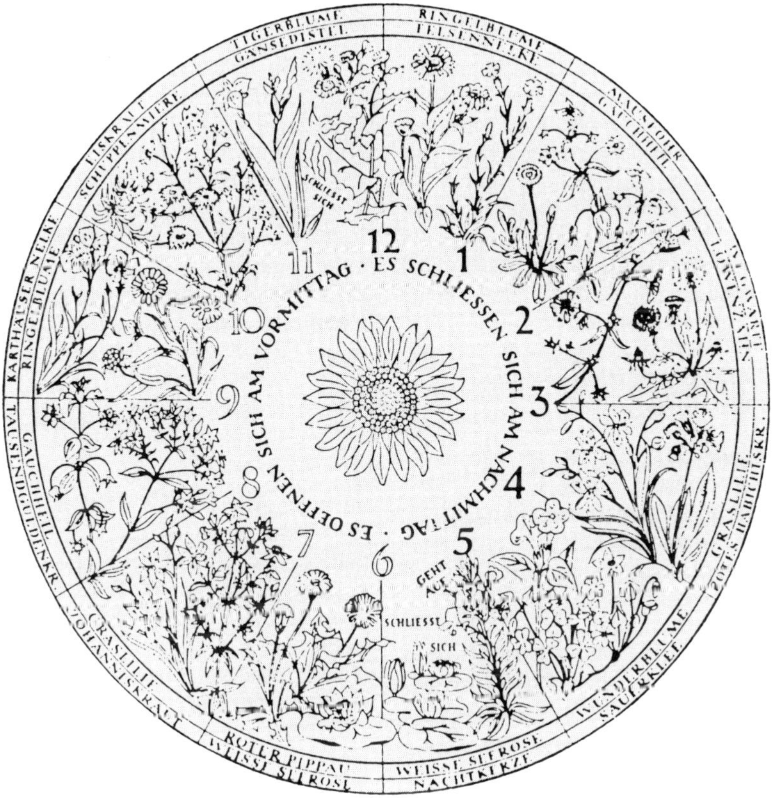

Pflanzen zeigen in besonders eindrucksvoller Weise durch ihr Verhalten die Stunden an. «Sie leben», schreibt Ernst Jünger «in einem tieferen Sinn periodisch, weil ihnen räumliche Bewegung nicht gegeben ist.» Als klassisches Beispiel sei hier Linnés Blumenuhr abgebildet. Sie zeigt zwei Hälften, die bezeichnet sind mit den zwei Sätzen: «Es öffnen sich am Vormittag» und «Es schliessen sich am Nachmittag». Das ist eine genaue Entsprechung zur chinesischen Monade mit ihren beiden Yin- und Yanghälften.

Wickel und Umschläge

Im allgemeinen bedient man sich zuwenig der Umschläge oder Wickel, weil sie nicht genügend bekannt sind oder zuviel Arbeit verursachen. Nachstehend finden Sie eine Zusammenfassung der wichtigsten und ihre Anwendung. Bei jeder Art von Entzündungen keine warmen Umschläge und keine wärmenden Salben!

Feuchtwarme bis heisse Umschläge

Anwendung nur bei geringer Körperwärme, Frostgefühl oder krampfartigen Erscheinungen (nie bei Entzündungen).
Wie kalte Umschläge, jedoch mit warmem Wasser. Sodann mit wasserdichtem Stoff oder Plastikfolie abdecken und mit wollenem Tuch warmhalten. Alle 3 bis 4 Stunden erneuern.

Kalte Umschläge

Anwendung nur bei Entzündungen, Fieberhitze und normaler Körperwärme.
Um kalte Umschläge zu machen, wird ein Tuch (Handtuch, Vierecktuch) in kaltes Wasser getaucht, gut ausgedrückt und in vier- bis achtfacher Lage auf den kranken Körperteil aufgelegt. Kalte Umschläge sind mindestens alle 5 Minuten zu erneuern, da sie sonst warm werden. Es kann auch Essig oder Eis beigegeben werden.

Heilkräuterumschläge

Ein Heilkräuterzusatz verstärkt die Wirkung der Umschläge:
Haferstroh bei Gicht und Rheuma, Nieren- und Blasenleiden.
Heublumen bei rheumatischen Leiden und Unterleibskrämpfen.
Fichtennadeln wirken kräftigend auf das gesamte Nerven- und Blutgefäss-System, zugleich anregend.
Zinnkraut bei Hautausschlägen und rheumatischen Leiden.

Alkoholwickel

96%iger Alkohol mit gleichen Teilen destilliertem Wasser verdünnen. Einen Leinenlappen tränken, auf die zu behandelnde Stelle auflegen und mit Verbandstoff fixieren. Behandlung mehrmals wiederholen. Anwendung vor allem bei Halsweh und Herzflattern.

Farnkissen

Kräuterpfarrer Künzle war ein grosser Verehrer der Farnpflanze. In seinem Büchlein «Chrut und Uchrut» schreibt er: «Welches ist das beste Bett für Leute, die an Krämpfen, Gliederweh, Rheumatismus, Ischias, Kopfweh und Migräne leiden? Ein Sack gefüllt mit gedörrtem Farnkraut!» Auch ein Leinen- oder Baumwollkissen, mit gedörrtem Farn gefüllt, als Kopfkissen verwendet, ist hervorragend

bei Kopfweh und Migräne. Legt man frisches Farn in die Schuhe, nimmt dieses die Müdigkeit und Schwere und gibt warme Füsse. Man kann auch frisches Farn direkt auf die Haut auflegen, denn es wirkt sofort bei Wadenkrämpfen.
Auch Fussbäder vor der Farnwurzel wirken vorzüglich gegen obengenannte Leiden. Heute wird vor allem der Wurmfarn (Dryopteris filix-mas) als die wirksamste Art verwendet.

Ingwer-Kompresse:

Eine mittelgrosse, frische Ingwerwurzel wird fein geraffelt auf ein Tuch gegeben. Damit den Saft auspressen, welchen man mit ganz wenig heissem Wasser vermischt. Diese Mischung soll während der Anwendung auf kleinem Feuer immer etwas unter dem Siedepunkt gehalten werden. Nun tränkt man einen Baumwoll-Lappen damit, leicht auswinden und sofort auf die entsprechende Stelle legen und mit einem Tuch überdecken. Nach Abkühlung der Kompresse wird erneuert, und zwar solange, bis sich die Haut etwas rötet. Diese Prozedur wird während 10 Tagen jeden Abend wiederholt.

Kartoffelwickel

Kartoffeln werden geschwellt, dann zerstossen zwischen einem Tuch möglichst heiss einmal auf die Brust und einmal auf den Rükken aufgelegt. Belassen solange warm.
Anwendung gegen Bronchialkatarrh und hartnäckigen Husten.

Kohlwickel

Schon die griechischen Gelehrten wie Plinius und Pythagoras haben sich über die heilende Wirkung des Kohls geäussert. Die Römer kannten während einiger Jahrhunderte kein anderes Heilmittel als den Kohl. Erst in den letzten Jahrzehnten wurde man auf die Heilwirkung des Kohls wieder aufmerksam und verwendete ihn bei Geschwüren, Gelenkrheuma, Entzündungen, schlecht heilenden Wunden.
Alle Kohlarten können verwendet werden, doch scheint der Mailänder Kohl der wirksamste zu sein. Die grünsten, dicksten Blätter enthalten am meisten Wirkstoffe. Die Blätter müssen vorher gut gewaschen werden. Für Rücken, Bauch, Brust, Schulter, Gesäss lässt man die Blätter ganz. Man entfernt den Stielansatz und die dicksten Rippen der Blätter und walzt sie mit einer Flasche weich. Vor dem Gebrauch können die Blätter leicht aufgewärmt werden. Dann legt man sie zu mehreren Schichten übereinander. Danach werden sie mit einem Verband fixiert. Für kleine Flächen schneidet man den Kohl in lange Streifen, walzt, erwärmt und legt sie übereinander.

Vorsicht ist geboten bei offenen Wunden, da die Gefahr von Infektionen besteht.

Leinsamenauflage

Verwendet wird gemahlener Leinsamen, Flachssamen (Linum usitatissimum). Leinsamenmehl wird mit Wasser zu einem dicken Brei gekocht oder in ein dünnes Stoffsäcklein gebracht und so kurz aufgekocht. Fingerdick auf ein Stofftuch auftragen, zu einem Päckchen zusammenfalten und untere Seite (nur aus einer Lage bestehend) auflegen. Mit einem Wolltuch einpakken und nach Abkühlung erneuern. Leinsamen werden zur Erweichung von Eiterherden, zur wirksamen Schmerzstillung bei Furunkeln und schmerzhaften Entzündungen verwendet. Leinsamenmehl kann auch mit Bockshornkleesamenmehl gemischt verwendet werden.

Salzwasserkompressen

1 Handvoll Meersalz oder reines Salinensalz in 1 l Wasser auflösen.

Warme Anwendung: Bei inneren Stauungen und Verschleimungen sowie bei Verstopfung.
Getränkte Gaze leicht auswringen und warm auflegen.

Kalte Anwendung: Bei leichteren Verbrennungen.

Salzwasserspülungen

Zum Reinigen der Schleimhäute (After, Vagina, Mund und Hals.)

Quarkauflage

100 g Speisequark und
1 Esslöffel voll frisch geraspelten Meerrettich gut vermischen und auf eine Gazekompresse streichen. Diese Kompresse während 10–15 Minuten auf die betreffende Stelle (Stirn- oder Kieferhöhlebereich) legen und nach 2 Stunden erneuern.

Oder: Quark und Joghurt zu gleichen Teilen verrühren, dick auf einen Leinenlappen auftragen und als Umschlag bei Entzündungen aller Art verwenden.

Senfwickel

Verwendet wird gemahlener schwarzer Senf (Brassica nigra).
Gemahlenes Senfmehl wird mit lauwarmem Wasser (nicht über 40 °C) zu einem Brei angerührt. Den Senfbrei auf die Haut auftragen, dann gut umwickelt 5 bis 10 Minuten einwirken lassen, bis eine leichte Hautrötung entsteht. Darauf wird der Wickel mit kaltem Wasser abgewaschen. Vorsicht, Senfwickel dürfen nicht zu lange auf der Haut gelassen werden, da sonst eine zu starke Rötung mit Blasenbildung entstehen kann.
Der Senfwickel wirkt milder, wenn dem Senfmehl ⅓ Leinsamenmehl beigefügt wird.

Senfwickel regen die Atmung und den Kreislauf an. Ausgezeichnet bei Lungenentzündung und Lungenstauungen, besonders bei Kindern. Bei Husten, Bronchialkatarrh und Erkältung.

Senffussbäder

30 g gemahlener schwarzer Senf auf 10 l lauwarmes Wasser zur Ableitung vom Kopf bei starken Kopfschmerzen, Blutandrang und Nasenbluten.
Dauer des Fussbades: 5–10 Minuten oder längstens bis zu leichter Hautrötung.

Zwiebelwickel

Verwendet werden frische Speisezwiebeln. Zwiebelauflagen, auf kranke Körperteile aufgelegt, ziehen die Krankheitsstoffe oft so energisch heraus, dass sie ganz schwarz und übelriechend werden. Zwiebelauflagen sind daher besonders im Anfangsstadium von Krankheiten sehr wertvoll. Sie ziehen Giftstoffe aus dem Körper heraus, bevor sie grossen Schaden verursachen.
Zubereitung: Zwiebeln in dünne Scheiben schneiden und in Säckchen aus luftdurchlässigem Stoff (z.B. Gaze) einlegen. Pfanne halbvoll mit Wasser gefüllt auf Feuer stellen, Deckel umgekehrt auf die Pfanne legen und die Zwiebelsäckchen beidseitig stark erwärmen und sofort auflegen. Darüber ein Tuch legen. Um das Verschieben zu verhindern und die Wärme zu speichern, mit einer Binde oder einem Wolltuch umwickeln.
Die Zwiebelauflagen sind angezeigt bei spärlichem Urinabgang, Husten, Lungenkatarrh, Lungenentzündung, Brustfellentzündung, Blasenkatarrh.

Sonnenstich

Die Gefahr des Sonnenstiches liegt hauptsächlich in der Erhitzung der Wirbelsäule und Übertragung der Hitze durch diese auf das empfindliche Rückenmark, wodurch Ohnmachtsanfälle – bei intensiv wirkender Hitze Hitzschlag – herbeigeführt werden. Meistens werden die Stirn, das Gesicht und der Vorderkopf geschützt, obwohl diese Teile heftige Hitze ertragen. Schützen Sie also Nacken und Hinterkopf durch leichte Bedeckung!

Oder: Bei sehr intensiver Sonnenbestrahlung sei für Sonnenempfindliche folgendes empfohlen:
Ein in kaltes Wasser getauchtes Kohlblatt auf den Kopf (oder in den Hut) legen.

Schwangerschaft

(Vorbereitung auf die Geburt)
Um die Geburt zu erleichtern, wird noch heute von vielen Hebammen im Emmental Leinsamen verordnet. Mit der Kur ist 2 Monate vor der Geburt zu beginnen:
1 Esslöffel Leinsamen wird über Nacht in Wasser eingelegt und am darauffolgenden Morgen eingenommen.

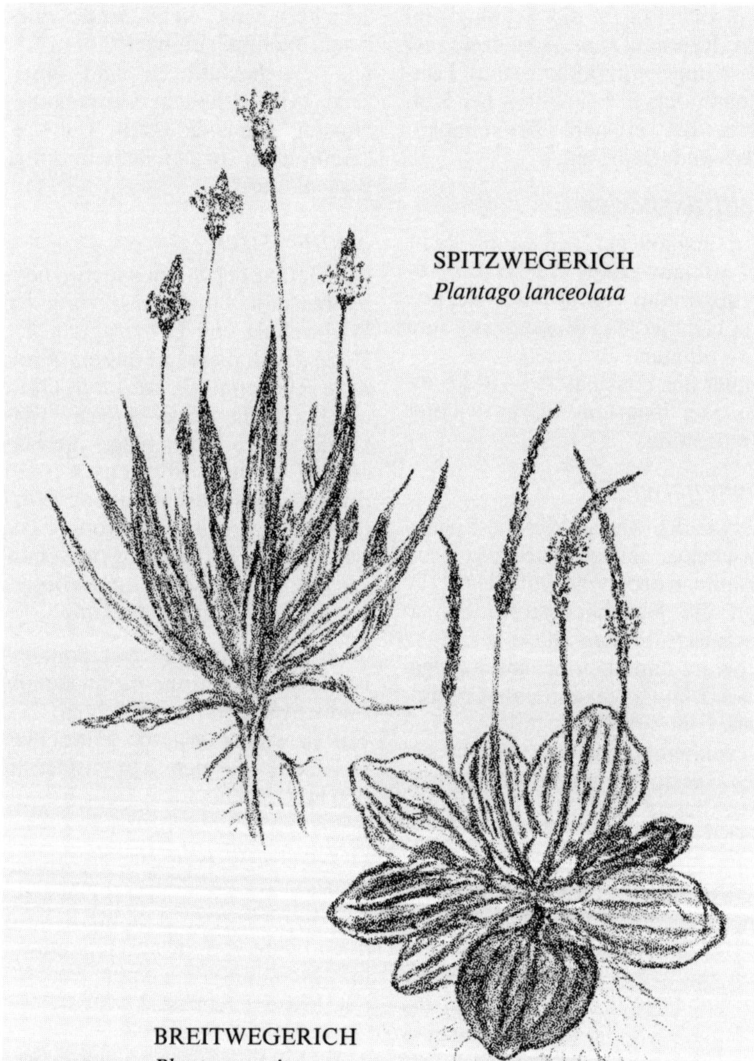
SPITZWEGERICH
Plantago lanceolata
BREITWEGERICH
Plantago major

Haut-, Körper- und Wundpflege

Wegericharten

Als anspruchslose Heilpflanze sind die Wegeriche auf trockenen, sogar festgetretenen Böden von der Ebene bis in eine Höhe von über 2000 m anzutreffen. Zu Unrecht werden sie gerade wegen ihrer grossen Verbreitung als gewöhnliche Unkräuter bezeichnet, dabei werden doch ihre sehr vielseitigen Wirkungen und Anwendungen allgemein geschätzt.

Man unterscheidet die verschiedenen Wegericharten durch die Form ihrer Blüten und Blätter und Blütenfarbe. Die bekanntesten und als Heilkräuter am meisten verwendeten Wegeriche sind der Spitzwegerich und der Breitwegerich. Daneben kennen wir aber noch den Mittelwegerich, den Alpenwegerich und mindestens noch weitere sechs verschiedene Vertreter aus dieser Pflanzenfamilie.

Der Spitzwegerich ist eine ausdauernde, d.h. mehrjährige Staude mit lanzettlichen, schmalen und spitzigen Blättern mit 3–7 deutlichen Rippen (Blattnerven). Die unscheinbaren, bräunlichen Blüten mit weissen Staubfäden sitzen zuoberst an einem bis 50 cm hohen Stengel. Der Breitwegerich bildet mit seinen grossen, ganzrandigen Blättern schöne Rosetten, und aus der Mitte erhebt sich der Blütenstiel mit den kleinen, ovalen Samen. Die Blätter mit den ebenfalls stark ausgeprägten Blattnerven dienen den Kindern zu einem beliebten Spiel, indem ein Blatt in den Händen von zwei Mädchen gehalten wird und durch schnelles Ziehen auseinandergerissen wird. Die herausragenden «Fäden» geben an, wer wie viele heimliche Verehrer hat.

Der Wegerich liebt harten Boden, gedeiht trotz häufigem Betreten zwischen Pflastersteinen, auf Kies und Feldwegen. Dort, wo andere Pflanzen wegen dieser Torturen längst eingegangen wären, ist es ihm so richtig wohl. Die Kräfte, welche ihm sofortige und gute Selbstheilung verleihen, machen wir Menschen uns zunutze, indem wir zerquetschte Blätter auf wundgelaufene Füsse, auf wunde Hautstellen, Quetschungen und Insektenstiche auflegen.

Der Tee oder Sirup aus den Blättern des Spitzwegerichs wirkt hustenstillend und schleimlösend bei Bronchialkatarrh und Verschleimungen der Atemwege. Auch aus den frischen Blättern ausgepresster Saft hilft bei Husten und hat krampflindernde und fiebersenkende Wirkung bei Erkrankungen der Atmungsorgane.
Das grosse Vorkommen der Wegeriche führte zu einer Vielzahl von Namensgebungen. So sind noch heute geläufig: Wegtritt, Wegbreit, oder Wegbeherrscher wegen seiner Bevorzugung von begangenen Wegen; Hundsrippe, Ripplikraut und Rossrippe wird er genannt, weil seine Blattnervatur stark ausgeprägt ist, und Heilwegerich oder Wundwegerich wegen seiner geschätzten, heilenden Wirkungen. Die Indianer nennen den Wegerich «Fussstapfen des weissen Mannes», da diese Pflanze zusammen mit den ersten Europäern über das Meer in ihr Land «einwanderte» und sich überall dort ansiedelte, wo die weissen Menschen sich niederliessen. Tatsächlich wird der Wegerich durch den Menschen unbewusst vermehrt, indem sich die winzig kleinen Samen in den Kleidern verstecken und sich transportieren lassen.

Grossmutters Rezepte

Spitzwegerichsalat

Spitzwegerichblätter klein geschnitten ergeben zusammen mit Kopfsalat und Bärlauchknospen eine herrliche Zugabe.

Spitzwegerichsirup

500 g frische Spitzwegerichblätter waschen, klein schneiden und in eine Pfanne mit soviel Wasser geben, dass sie leicht bedeckt sind. 5 Minuten kochen und den abgekühlten Saft durch ein Sieb passieren und mit der gleichen Menge Kandiszucker während 1 Stunde auf kleinem Feuer kochen. Als Mittel gegen Husten und Verschleimung der Luftwege wird täglich 2–3mal 1 Teelöffel voll eingenommen.

Haut = Leben, Bewegung und Gesundheit

Ein Gefühl von Behaglichkeit und angenehmer Entspannung folgt auf jede aktive und natürliche Bewegung. Bewegung soll nicht erzwungen, sondern aus Überzeugung und in der freien Natur getätigt werden. Dadurch wird die natürliche Hautausdünstung gefördert, und ein Gefühl der Erleichterung wird sich einstellen.

Jeder Mensch muss dieses Gefühl zuerst wahrnehmen lernen an Leib und Seele.

Wer zu lange wartet oder längere Zeit untätig bleibt, braucht mehr, um seine eigene Trägheit zu überwinden. Menschen, die ihre Arbeit sitzend verrichten, müssten erst recht für Bewegung sorgen. Es sollte auch ab und zu eine Leistung dem Alter entsprechend erbracht werden, welche eine Anstrengung erfordert. Dadurch werden wir gezwungen, unseren Körper durch die Haut zu reinigen. Es gibt uns auch Gelegenheit, unseren Körper beobachten und wieder besser kennenzulernen. Erst später wird uns bewusst werden, was wir durch Bewegung und damit durch Reinigung für unsere Gesundheit erbracht haben.
Die Haut hat eine ganze Reihe von äusserst wichtigen Funktionen zu erfüllen: Hautatmung, Hautausdünstung, Regulierung der Körperwärme, und durch das Vorhandensein von Nerven und deren Gebilde gewinnt die Haut Empfindungsvermögen, ja wird sie zum Sinnesorgan. Der Tastsinn belehrt uns über die Eigenschaften der uns umgebenden Aussenwelt, über Gestalt und Schwere, über Härte und Weichheit, aber auch über die Temperatur. Alle diese Funktionen kann unsere Haut nur dann befriedigend erfüllen, wenn wir sie auch pflegen und von den selbst ausgeschiedenen oder äusserlich aufgenommenen Giftstoffen befreien. Ein unentbehrliches Mittel zur täglichen Hautpflege ist das Wasser in jeder Anwendungsform, d.h. als kalte, warme, heisse Bäder, als Dusche- oder Brausebäder, als Dampf- und Teilbäder, als Umschläge, Abwaschungen und Abreibungen, die immer den Umständen entsprechend anzuwenden sind. So betrachtet, sollen alle nun folgenden Teilanwendungen nur dazu dienen, unsere Haut in ihrer grossen Aufgabe zur Gesunderhaltung des Menschen zu unterstützen.

Gesunderhaltung

Was bedeutet für uns Menschen «Gesundheit»? Der Mensch fühlt sich gesund, wenn er keine Störungen seines Wohlbefindens wahrnimmt. Gesundheit soll als Gleichgewichtszustand aufgefasst werden, entstanden durch das Zusammenwirken der körperlichen, geistigen und seelischen Kräfte in uns. Dieser Zustand verändert sich dauernd, jede Stunde, jeden Tag. Die Verteilung dieser Kräfte im Verlaufe der verschiedenen Lebensabschnitte ist ungleich: Überwiegen beim Kleinkind noch weitgehend die körperlichen Kräfte, weil Seele und Geist noch geweckt werden müssen, so sollen beim alternden Menschen mehr die seelischen und geistigen Kräfte zum Gleichgewicht der Gesundheit beitragen, um das Schwinden der körperlichen Kräfte auszugleichen.
Die Gesundheit des Menschen wird so mannigfaltig beeinträchtigt, wie die Störungen vielseitig sein können. Allein schon die allgemeinen Bedingungen im privaten oder gesellschaftlichen Zusammenhang können unsere Gesundheit beeinträchtigen.
Bereits ein Schreck, ein Ärger, ein dem Körper zugeführter Schmerz können für kurze Zeit die Gesundheit schlecht beeinflussen. Deshalb ist es ratsam, ab und zu ein Bild von sich zu erarbeiten, Unzulänglichkeiten zu vermeiden und sich dadurch wieder auf den Weg zur Besserung seiner Gesundheit zu begeben.
Es wäre falsch, alle auftretenden Gesundheitsstörungen des Menschen schädigenden Umwelteinflüssen zuzuschreiben; auch eine falsche Ernährung wird früher oder später die Gesundheit schädigen.
Zu den Freunden der Gesundheit zählen eine dem einzelnen angemessene Arbeit und Ordnung in dieser Arbeit auf jeder Stufe, eine ruhige und heitere Gemütsstimmung, Beherrschung der Leidenschaften, gesunde natürliche Nahrung, eine vernünftige Lebensweise, dem Alter entsprechende Abhärtung des Körpers, geistige Schulung bis ins hohe Alter, aber auch die Anerkennung vom Dasein des andern Menschen. Im weiteren zählen zu den Freuden der Gesundheit aber auch die vielen Heilkräuter, die wir in der freien Natur finden können. Nicht immer sollen sie gepflückt, getrocknet und getrunken werden: Ihr Anblick beim Waldgang, beim Gang über Felder und Wiesen wird unserem Gemüt gut tun und unsere Stimmung beeinflusen.
Und vergessen Sie nie: Symptome wie allgemeine Schmerzen, Erregungs- und Spannungszustände, Kopfschmerzen u. a. mit Schmerzmitteln zu bekämpfen, ergibt für kurze Zeit höchstens ein Wohlbefinden, aber keine Gesundheit. Wer dauernd solche Symptome bekämpft, der wird krank!

Allgemeine Rezepte

Abgespanntheit

Ein Handtuch in heisses Wasser tauchen, auswringen; sich hinlegen und die heisse Kompresse unter den Nacken legen. Nach 10–15 Minuten ist man wieder frisch und wohlauf.

Augenbrauen, wachstumsfördernd

5 g Lanolin
45 g Rizinusöl
100 g weisses Vaselin
einige Tropfen Rosenöl

Vaselin und Lanolin werden auf dem Wasserbad geschmolzen, dann das Rizinusöl und das Rosenöl hineingerührt. Mit dieser Salbe werden die Augenbrauen mit den Fingerspitzen bestrichen.

Ausschlag an den Händen

Gegen «Hitzebläterchen» und ähnliche Ausschläge an den Innenflächen der Hand: 1 Löffel voll Mandelkleie mit lauwarmem Wasser zu einem dicken Brei verrühren und die Handflächen damit bestreichen. Einwirken lassen, bis der Brei eingetrocknet ist, und dann wiederholen.

Bartflechte

- Zur örtlichen Behandlung im täglichen Wechsel Lehm- und Quarkauflagen machen.
- Starker Absud von Tormentillwurzel und Zinnkraut zu gleichen Teilen. Mehrmals täglich Umschläge machen.

Beinwunden

Offene Beinwunden von Krampfadern usw. mit reinem dunklem Waldbienenhonig bestreichen und mit Gazebinden abdecken.

Jucken auf der Haut

Salben verschaffen hier lediglich etwas Linderung. Richtig heilen kann man mit einer längeren «Blutreinigungskur» und täglichem 1–2maligem Stuhlgang. Die zurückbehaltenen Giftstoffe werden sonst über die Haut ausgeschieden, und es entsteht das Beissen auf der Haut. Äusserlich kann die Blutreinigungskur mit Heublumenbädern unterstützt werden.

Bettlägerige

Täglich leichte Beinmassage mit Kräuterfranzbranntwein. Die Fusssohlen und das Gesäss mit Kampfersalbe einreiben.

Bienen- und Wespenstiche

- Stichwunde mit nasser Soda bestreichen.
- Mit Speichel befeuchten und Zucker darauf verreiben.
- Mit angefeuchtetem Puderzukker bestreichen.
- Mit frischen, zerquetschten Efeublättern bestreichen.
- Mit frischen, zerquetschten Spitzwegerichblättern einreiben.

Bienen- und Wespenstiche im Hals [Arzt]

Sofort: 1 Teelöffel voll Kochsalz mit wenig Wasser anfeuchten und langsam schlucken. Arzt aufsuchen.

Brandsalbe

- 125 g gelbes Wachs zusammen mit 125 g Nierentalg schmelzen, 2,5 dl rohes Leinöl dazugeben und gut verrühren. Von dieser Masse wird auf ein Tuch aufgestrichen und auf die Brandwunde gelegt.

Brandsalbe

- 10 g gelbes Wachs
  80 g Leinöl
  zusammen erwärmen und gut vermischen und nach dem Erkalten 1 Eigelb daruntermischen. Diese Salbe in einer dikken Schicht auftragen und einige Stunden einwirken lassen. Verband immer wieder wechseln.

Brandwunden

Sofort mit Alufolie satt umwickeln und mindestens ½ Stunde belassen.

Eiteransammlungen

Durch zerstörtes Gewebe, welches hervorgerufen werden kann durch Eindringen von Fremdkörpern, kommt es zur Eiterbildung und Ansammlung von Eiter unter der Haut. Dabei kann Fieber entstehen und weiteres, gesundes Gewebe befallen werden.
Die Haut ist dabei entzündet, und wenn sich Eiter gebildet hat, entstehen gelbliche Flecken. Wenn diese Eiterhäufung angewachsen ist zu einer Beule, soll man diese an tiefster Stelle mit einem spitzen Gegenstand (geglühte Nadel) aufstechen und ausdrücken, anschliessend mit Kampferöl bestreichen und mit Gaze und Watte abdecken.

Entzündungen aller Art

Quark und Joghurt zu gleichen Teilen mischen und auflegen. Wechseln, wenn eingetrocknet.

Fingerumlauf

- Finger mit Schweinefett einreiben, darüber ein in Alkohol getauchtes Tuch binden und luftdicht verbinden.
- Rossschnecken oder Kellerschnecken zerdrücken und aufbinden.
- 1 Eiweiss mit 5 Löffeln Russ mischen, auflegen und nach dem Eintrocknen erneuern.
- Rohe geriebene Karotten aufbinden und öfters erneuern.
- Kampfergeistumschläge oder Kampfersalbe aufbinden.
- Morgens und abends in lauwarmem Wasser baden, anschliessend Kampfersalbe leicht einreiben.
- Eichenrinde abkochen und feuchte Umschläge machen.
- In Wasser baden, in welchem Kartoffeln gekocht wurden.

Furunkel

Auflegen von Bockshornkleesamen, welcher vorher zu Pulver verrieben, mit heissem Wasser übergossen und zu einem Brei geknetet wurde.
Gleichzeitig täglich 1 Tasse Bitterkleetee schluckweise trinken.

Frostbeulen

50 g Collodium
10 g Terpentinöl
werden gemischt; damit täglich morgens und abends die Stellen bestreichen, bis sie verschwunden sind.

Fussschweiss

Gegen starkes Fussschwitzen gibt es ein Mittelchen, das vor allem von jenen Leuten geschätzt wird, welche ihre Füsse noch häufig brauchen, wie Wanderer, Sportler, Verkaufspersonal usw. Die lästigen Übel von übermässigem Fussschwitzen sind das Weichwerden der Haut, Entzündungen, aber auch ganz besonders der unangenehme Geruch. Während der normale Schweiss leicht säuerlich wirkt, hat der verdorbene, übelriechende Schweiss eine zersetzende Wirkung. Man braucht also dem Schweiss nur eine schwache, unschädliche Säure zuzusetzen, um dessen Verderben mit all seinen Folgen zu verhindern. Als eine solche schwache Säure dient die Weinsteinsäure. Man löst 50 g von diesem kristallinen Pulver in einem halben Liter Wasser. In diese Lösung Strümpfe und Socken tauchen, gut auswringen und mit einem Bügeleisen trocknen. Die getrockneten Säurereste, welche im Gewebe zurückbleiben, genügen, um der Zersetzung des Schweisses vorzubeugen.

Müde Füsse

Frische grüne Holunderblätter und etwas Rinde im Salzwasser kochen und diesen Absud dem Fussbad zusetzen. Die müden und aufgeschwollenen Füsse werden gestärkt, und es stellt sich ein angenehmes Wohlbefinden ein.

Geschwüre Arzt

Besonders bei entzündlichen Geschwüren, die zu eitern beginnen und wo die Reife beschleunigt werden soll, werden Umschläge mit einer Mischung von Honig, warmer Milch, Hafergrütze und Kamille gemacht.

Gesichtscreme

10 g weisses Wachs zusammen mit 10 g Walrat schmelzen, 125 g Mandelöl dazugeben, 1 dl Rosenwasser tropfenweise hineinrühren und kurz vor dem Festwerden 5 Tropfen Rosenöl dazugeben.

Gesichtsfalten

100 g Saft von weissen Zwiebeln
100 g Saft von weissen Lilienzwiebeln
50 g weisses Wachs
100 g Honig
Alles zusammen erhitzen, bis das Wachs geschmolzen ist, kalt rühren. Abends die Gesichtsfalten damit einreiben und über Nacht einwirken lassen.

Unreine Gesichtshaut

1,6 dl Rosenwasser und 2 g Benzoe-Pulver zusammen mischen durch längeres, langsames Reiben. Von diesem Mittel morgens und abends einreiben und einige Zeit einwirken lassen. Gegen unreinen Teint, Leberflecken und Sommersprossen.

Gesichtsrose Arzt

Saubere, zerquetschte Huflattichblätter auf das Gesicht gelegt, entfernen die Hitze und den Schmerz!

Gesichtstonic

½ l Regenwasser und eine Handvoll Hafergrütze zusammen kochen. Nach dem Erkalten 10 Tropfen Perubalsam dazugeben. In ½ l Rosenwasser werden nun 20 bittere und 60 süsse, fein zerstossene Mandeln gemischt und während einiger Stunden stehen gelassen.
Nun beide Lösungen zusammenmischen und durch ein Tuch seihen.
Jeweils abends damit das Gesicht gewaschen, ergibt einen schönen und gesunden Teint.

Gliederschwäche, Fussschmerzen

Nach längeren Wanderungen oder bei allgemeiner Gliederschwäche Waschungen mit verdünntem Branntwein.

Gürtelrose [Arzt]

Zwei bewährte Rezepte zur Linderung der Schmerzen:

- In 1 l kaltem Wasser 4 Esslöffel voll Kräuter der unten angegebenen Mischung knapp zum Kochen bringen, wegziehen und zugedeckt 3 Minuten ziehen lassen. Tagsüber mit lauwarmem Absud behutsam die kranken Stellen öfters betupfen. Nachts die Kräuterrückstände leicht aufgewärmt mit feuchtem Leinentuch auflegen!
  25 g Eichenrinde
  25 g Salbei
  20 g Hafer
  10 g Frauenmantel
  10 g Kamille
  10 g Steinklee
- Saft der Hauswurz: 4 bis 5 fleischige Blätter der Länge nach aufschneiden, den dabei ausfliessenden Saft mehrmals am Tage auf die kranken Stellen streichen.

Haarausfall

1 l Franzbranntwein ohne Salz zusammen mit ¼ l Klettenwurzelabsud mischen, 3 grosse Zwiebeln schneiden und in die Mischung geben. Einen Tag an warmem Ort stehen lassen.
Täglich 1–2mal mit diesem Haarwasser die Kopfhaut leicht einreiben.

Haare

Um eine schöne Haartracht zu erhalten, soll man die Haare nur bei wachsendem Mond schneiden.

Haarwasser

50 g Chinarinde
30 g getrocknete Meerzwiebeln
4 dl Franzbranntwein ohne Salz
1 dl abgekochtes Wasser mischen und während 5–6 Tagen an warmem Ort stehen lassen. Danach Flüssigkeit abgiessen, 3 Teelöffel voll Kochsalz beifügen und mit dem erhaltenen Haarwasser die Kopfhaut mit einem Schwämmchen täglich einreiben. Leichtes Frottieren der Kopfhaut mit Seidenpapier fördert den Haarwuchs und unterstützt die Behandlung.

Händebalsam

- 50 g Glycerin
  20 g Kölnischwasser
  10 g Lavendelwasser
  12 g Arnikatinktur
  5 g Seifengeist
  3 g Kampfergeist
  gut mischen und die Hände täglich 2–3mal damit einreiben.
- 20 g weisses Wachs schmelzen und
  5 g Johannisöl dazumischen.

Hände

- Feuchte Hände: Mehrmals täglich mit frischem Zitronensaft einreiben.
- Rauhe Hände: Man gräbt Aronwurzeln aus, reinigt sie gründlich, trocknet und zerstösst sie zu Pulver. Man gibt einige Tropfen Zitronen- oder Rosenöl dazu. Vor dem Schlafengehen gibt man 1 Messerspitze voll von diesem Pulver auf die Hand, wenig Wasser dazu, so dass ein kleiner Brei entsteht. Nun die Hände reiben und das Pulver eintrocknen lassen, ohne abzuwaschen. Am andern Morgen dasselbe wiederholen, dann aber die Hände waschen und trocknen. Diese Prozedur wird 2mal wöchentlich angewandt.
- 70 g Glycerin
  10 g Hamameliswasser
  10 g Rosenwasser
  10 g Kölnischwasser
  gut mischen, täglich einreiben.
- Auf 1 l Wasser 1 Esslöffel Honig beimischen und darin die Hände waschen.

Handcreme gegen aufgesprungene Hände

100 g Getreidestärke
100 g Wasser
1,3 g Glycerin
15 g Ringelblumenessenz

Die Stärke in die Lösung von Wasser und Glycerin einrühren. Dann leicht erwärmen, bis die Mischung fest wird, und die Essenz beifügen.

Haut

- Aufgesprungene Haut: Über Nacht Tormentillsalbe dick auftragen und mit Gaze umwikkeln. Einige Tage wiederholen.
- 1 Teil Glycerin und 1 Teil Rosenwasser mischen und die Hände abends damit tüchtig einreiben.
- Oder: Als Schutz nach jedem Waschen der Hände und gegen Kälteeinwirkung jeweils mit feinem Hafermehl einreiben.

Hautausschläge, Ekzeme

Arnikatinktur mit gleichen Teilen destilliertem Wasser verdünnen, einen Leinenlappen damit tränken, diesen auf die kranke Stelle auflegen und mit Verbandstoff gut fixieren. Dieser Lappen muss immer gut feucht sein und deshalb nach Bedarf mit verdünnter Arnikatinktur nachbefeuchtet werden. Diese Behandlung mindestens 8 Tage weiterführen und während dieser Zeit den Verband nie abnehmen. Sie werden von der Wirkung überrascht sein. Arnika nie auf offene Wunden geben!

Hautcreme

30 g Mandelöl
30 g Lanolin
20 g weisses Bienenwachs
20 g Rosenwasser
10 g Emulgator
Wachs und Lanolin schmelzen, das Mandelöl zugeben, Rosenwasser zusammen mit dem Emulgator hineinrühren.

Hautentzündungen

Einen Zinnkrautabsud herstellen und darin ein Tuch eintauchen. Dieses mehrfach zusammenlegen und auf die kranke Stelle legen. Dieses Verfahren mehrmals wiederholen, sobald der Umschlag kalt geworden ist.

Hühneraugen

Zerquetschte Hauswurzblätter auflegen oder deren Saft aufträufeln.

Hühneraugentinktur

2,5 g Milchsäure
2,5 g Salicylsäure
20 g Collodium
zusammen mischen.
Hühneraugen jeden Abend damit betupfen, einige Zeit einwirken lassen und dann ein Fussbad nehmen. Bei Entzündung nicht anwenden.

Insektenstiche

Die betroffenen Stellen mit frischen zerquetschten Spitz- oder Breitwegerichblättern einreiben.
Vor lästigen Insekten schützt man sich durch Einreiben des Gesichtes, der Arme und Hände mit Nelken- oder Zitronenöl. (Siehe auch Bienen- und Wespenstich)

Kopfausschläge

Ein altes Rezept aus dem Emmental: 3mal täglich 1 Tasse Tee folgender Mischung trinken:
20 g Walnussblätter
20 g Stiefmütterchen
30 g Sanikel
10 g Schafgarbe
Pro Tasse 1 Teelöffel voll anbrühen und 2–3 Minuten ziehen lassen.

Äusserlich: Täglich morgens und abends waschen mit dem Aufguss von 1 Teelöffel pro Tasse von folgender Mischung:
20 g Storchenschnabel
15 g Arnika
30 g Sanikel

Kopfläuse und Nissen

Täglich die Haare waschen mit dem Aufguss folgender Mischung:
10 g Efeu
10 g Farnkraut oder:
10 g Tausendgüldenkraut
10 g Wermut
Jeweils kürzere Zeit im Haar einwirken lassen.

Oder: Anisöl auf die Kopfhaut einreiben. Am andern Morgen sind die Läuse tot. Wöchentlich einmal wiederholen, einen Monat lang.

Kopfschuppen

- 10 g Glycerin
  20 g Feinsprit 95%
  10 g destilliertes Wasser
  zusammen mischen, leicht erwärmen und abends vor dem Schlafengehen die Kopfhaut damit einreiben.
- 0,1 dl Franzbranntwein und 10 g gehackte Zwiebeln zusammen mischen und die Kopfhaut damit einreiben. Hilft auch als Haarwuchsmittel und gegen Haarausfall.
- 2–3 Eidotter schaumig rühren, Kopfhaut damit einreiben, 1 Stunde einwirken lassen, dann mit mildem Shampoo waschen und die Kopfhaut leicht einölen.

Lanolincreme

120 g Lanolin wasserfrei
60 g Mandelöl
60 g Erdnussfett
60 g Wasser
5 g Parfumessenz
Das Lanolin wird auf dem Wasserbad auf kleinem Feuer geschmolzen. Unter ständigem Rühren setzt man tropfenweise das Wasser zu. Nachher werden Erdnussfett und Mandelöl zugemischt und zum Schluss die Essenz hineingerührt.

Leberflecken auf der Haut

70 g Regenwasser
0,3 dl Milch
0,2 dl Saft von unreifen Trauben
15 g Weihrauchpulver
10 g Eiweiss
Alles zusammen gut mischen. Täglich einmal die betroffenen Stellen damit einreiben.

Lippenpomade

30 g weisses Wachs
30 g Walrat
125 g Mandelöl
30 g Alkannawurzel-Pulver
5 g Rosenöl
Wachs und Walrat schmelzen und die übrigen Zutaten dazumischen. Bevor die Mischung fest wird, durch ein Tuch seihen.

Lippensalbe

gegen gesprungene Lippen:
30 g Olivenöl
2 g weisses Wachs
6 g Walrat
2 Tropfen Rosenöl
Wachs und Walrat zusammen schmelzen, Olivenöl dazugeben, gut verrühren und kurz vor dem Erkalten das Rosenöl dazumischen.

Mandelmilch

äusserlich (zur Gesichtsreinigung):
10 g geschälte Mandeln
15 g Seifenpulver
10 g Walrat
15 g Mandelöl
75 g Glycerin
15 g Feinsprit 95%
2 g Essenz
45 g Wasser
Seifenpulver und Mandeln fein mahlen, dann Mandelöl und Walrat zusammen erwärmen und das Pulver zusetzen. Glycerin in Wasser lösen und ebenfalls der Mischung zufügen. Alles gut schütteln, einige Stunden stehen lassen und durch Gaze filtrieren.

Narben

Schlecht heilende und wuchernde Narben täglich 2–3mal mit Johannisöl einreiben. Keine parfumierte Seife verwenden!

Oder: Täglich 2–3mal mit Wallwurztinktur einreiben.

Nesselfieber

95 g Spiritus
5 g Menthol
zusammen mischen und die betroffenen Stellen öfters damit betupfen.

Shampoo

100 g reine Schmierseife
6 dl Wasser
80 g Feinsprit 95%
5 g Kamillenessenz
Schmierseife mit Wasser auf kleinem Feuer aufkochen, bis sie aufgelöst ist. Essenz und Alkohol zusammen mischen. Nach dem Erkalten alles zusammengeben und gut verrühren.

Shampoo mit Henna

100 g Schmierseife in 600 g Wasser leicht kochen, bis diese aufgelöst ist. 80 g Feinsprit 95% mit 5 g Parfumessenz mischen und der Schmierseifenlösung beimischen. 20 g Hennablätter mit 30 g Wasser kochen und nach dem Erkalten der oben beschriebenen Mischung zufügen. Alles zusammen filtrieren.

Schönheitscreme (fettfrei)

130 g Wasser
35 g reines Glycerin
zusammen mischen.
30 g weisses Stearin und 3 g Walrat zusammen schmelzen, nicht über 65 °C, und der ersteren Mischung

bei gleichbleibender Temperatur unter fortwährendem Umrühren zugeben.
Es entsteht eine salbenförmige Masse, welcher nun noch tropfenweise etwa 4 g Parfumessenz (Rosenöl, Bergamottöl usw.) zugefügt wird.

Schuppenflechte

Täglich mit Sesamöl leicht einreiben.

Ein Bursche in den ersten Lehrjahren war geplagt von einer chronischen Schuppenflechte. Sobald eine Flechte an einer Stelle verheilte, trat bald wieder eine neue auf. Alle angewendeten Hausmittel halfen nichts. Alsdann wurde ihm von einem alten erfahrenen Kräutermann geraten, die kranken Stellen mit reinem Eiweiss gleich morgens nach dem Aufstehen zu betupfen, eine halbe Stunde einwirken zu lassen und dann abzuwaschen. Die bestrichenen Stellen spannten mit dem eingetrockneten Eiweiss: das aber nahm er noch gerne in Kauf, und es war auch das einzig Unangenehme an der Sache. Nach etwa 3 Wochen waren alle Flecke weg, und sie kamen nie wieder.
Es ist selbstverständlich, dass während dieser Kur ein gesundes und regelmässiges Leben geführt werden muss. Viel frisches und reines Wasser trinken, Obst und Gemüse essen, alle stark gesalzenen und fetten Speisen meiden, ebenso Alkohol und Nikotin. Öfters warme Vollbäder mit Kräuter- oder Schwefelzusätzen und viel Bewegung an der frischen Luft.

Sommersprossen

- Meerrettich reiben und davon 1 Esslöffel in 1 Tasse Weinessig geben, 24 Stunden stehen lassen, dann absieben. Damit täglich abends die betroffenen Hautstellen einreiben.
- Mit frischem Gurkensaft bleichen.

Sommersprossen und Leberflecken

Mehrere kleine Meerrettiche gerieben in eine Flasche geben, mit Weinessig übergiessen und ca. 3 Tage stehen lassen. Damit reibe man die betroffenen Stellen öfters ein. Gleichzeitig trinke man täglich eine Tasse Tee aus
1 Prise Schlehdorn
1 Prise Stiefmütterchen
(übergiessen und zugedeckt drei Minuten ziehen lassen).

Sonnenschutzmittel

Öfters mit gerbstoffreichem Rotwein einreiben. (Bordeaux, Rioja, Veltliner)

Verbrennungen, Verbrühungen [Arzt]

Bei *leichten* Verbrennungen und Verbrühungen:

- Brandstelle mit frischem Eiweiss bestreichen, bis Linderung eintritt.
- Sofort Eis auflegen.
- Auflegen von rohem Sauerkraut.
- Sofort mit Alufolie satt umwickeln und mindestens ½ Stunde belassen.
- Mit Glycerin bestreichen.
- Fein geschabte reine Kernseife auf die verbrannte Haut streuen und mit einem Tuch bedecken.
- Ein Tuch in kalte Milch eintauchen und wie eine Kompresse auf die Brandwunde legen. Öfters wechseln.
- Man taucht den verbrannten Körperteil sofort in kaltes, sauberes Wasser. Das Wasser wird erneuert, sobald es warm geworden ist. Es ist streng darauf zu achten, dass der eingetauchte Körperteil erst aus dem Wasser herausgezogen wird, wenn der Schmerz aufgehört hat.

Verhärtungen, allgemein

Eiweiss, Salz, Mehl und Essig zu einem Brei verrühren. Mittels Leinentuch auf die verhärteten Stellen auflegen.

Warzen

- 1 Esslöffel Salz
  1 Esslöffel Essig
  in ein kleines Fläschchen geben und gut umschütteln.
  Täglich 3mal damit die Warzen betupfen.
- 3mal täglich den Saft aus zerquetschten Hauswurzblättern einreiben.
- Täglich 2–3mal mit Wallwurztinktur betupfen.
- Eichenblätter einsammeln, dörren und pulverisieren. Mit Essig angefeuchtet während mindestens 3 Tagen dick auf die Warzen auftragen. Wiederholen, bis die Warzen verschwinden.
- Täglich betupfen mit frischem Schöllkrautsaft.
- Frische Knoblauch- oder Zwiebelscheiben aufbinden.
- Konzentrierte Sodalösung auftragen und einwirken lassen.
- Mit aufgeschnittenen Knoblauchzehen täglich abreiben.

Wolf

(Wundwerden der Haut zwischen den Oberschenkeln)
In den Hosentaschen Baumnussblätter mitgetragen, verhindert das Wundwerden.

Wunden [Arzt]

- Auflegen zerquetschter grüner Blätter von Wegericharten – heilt auch alte Wunden.
- Aufträufeln des Saftes der Wallwurzel vorwiegend bei frischen Wunden mit starker Blutung.
- Zwiebelabsud eignet sich bei offenen eiternden Wunden als Waschung oder als Auflage.
- Frische Ringelblumen auf die Wunde legen.

Eitrige Wunden:

- Lauwarme Umschläge machen mit folgender Mischung:
  20 g Ringelblume
  10 g Eberwurz
  20 g Sanikel
  10 g Klettenwurzeln
  1 Handvoll von dieser Mischung in 1 l Wasser 5 Minuten kochen, dann absieben.
- Baden in Aufguss von Malvenblättern (Käslikraut)
- Umwickeln mit zerquetschten Kohlblättern.

Offene Wunden:

- Frische Huflattichblätter auflegen, erneuern, sobald die Blätter ausgetrocknet sind. Auch für offene Beine zu empfehlen.
- Frische grüne Erlenblätter auflegen.
- Frischen Wundklee auflegen.

Schlecht heilende Wunden:

- Mit folgendem Teeaufguss die Wunden täglich auswaschen:
  20 g Sanikel
  10 g Kamillenblüten
  10 g Ringelblumen
  10 g Wollkraut
  10 g Goldraute
  Von dieser Mischung 2 Teelöffel voll mit kochendem Wasser übergiessen und 10 Minuten ziehen lassen.
- In Oliven-, Erdnuss- oder anderem Speiseöl gedämpfte Ringelblumen auflegen.

Wundheilmittel

Eine Handvoll Ringelblumen mit 200 g Erdnussfett ca. ½ Stunde bei geringer Hitze dämpfen. Dann absieben und in kleine Dosen abfüllen.
Gegen Schürfungen und Wunden aller Art.

Wundliegen der Kranken

Vorbeugen:
Schreckliche Schmerzen entstehen durch Wundliegen, wenn nicht vorgebeugt wird.

- Den Kranken auf ein Schaffell legen, dies verhindert die Rötung der Haut.
- Haferspreukissen als Unterlage verwenden.
- Tägliche Waschungen mit Essigwasser und anschliessendem Abreiben mit Zitronensaft verhindern das Wundliegen ebenfalls.

Heilen:

- Abhilfe schafft der schleimige Saft der Quittenkerne. Man gebe in ½ Glas abgekochtes Wasser 8 Quittenkerne und lasse diese stehen, bis ein schleimiger Saft entsteht. Damit überpinsle man die roten Stellen. Selbst offene Wunden können geheilt werden.

Zugpflaster

- Honig und Roggenmehl zu einem dicken Brei verrühren. Auf Geschwüre aufgelegt, zieht dieses Pflaster auf, und es kommt zu einer Eiterung. Anschliessend reinigen mit Aufguss von Ringelblumen.
- Honig, venezianischen Terpentin, Eidotter und Roggenmehl zu einem Brei verrühren und auflegen wie oben.

Zugsalbe

gegen Nagelbettentzündungen,
Fingergeschwüre
90 g gelbes Wachs
90 g Olivenöl
zusammen schmelzen.
10 g Perubalsam hineinrühren und die Masse kalt rühren. Diese Salbe, dick aufgetragen, zieht Eiter heraus.

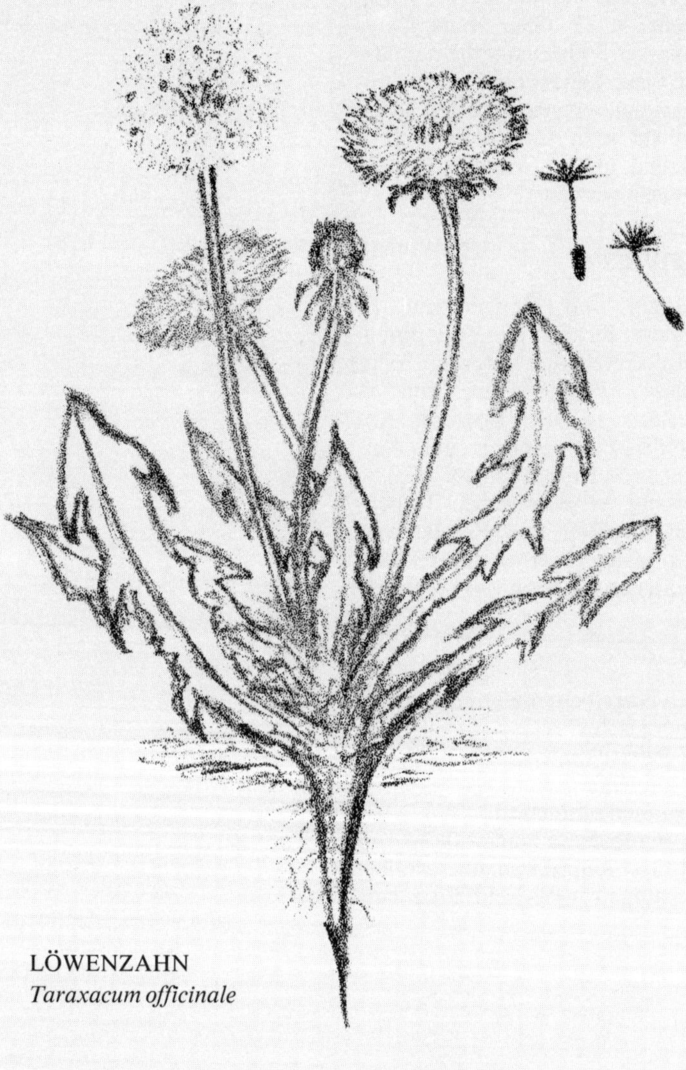

LÖWENZAHN
Taraxacum officinale

Stoffwechsel

Löwenzahn

Die vor jeder Haustür wachsende, gern als Unkraut taxierte Pflanze wird noch heute in der Wirkung stark unterschätzt. Dabei wird uns diese Pflanze Jahr für Jahr in Erinnerung gebracht, vor allem während ihrer Blütezeit im Frühjahr. Wie ein goldgelber Teppich – strahlend geöffnet bei Sonnenschein, eingekehrt in sich bei trübem Wetter – präsentiert sie sich auf unseren Wiesen. Nach der kurzen Blütezeit bilden sich die Früchte mit langem Stiel und Haarkranz, die wie Fallschirme vom Wind in alle Richtungen getragen werden. Darum finden wir diese wertvolle alte Heilpflanze überall, bis in Höhen über 3000 Meter. Der Hauptteil, der als Heilpflanze verwendet wird, ist die Pfahlwurzel, dann aber auch die zwischen 5 bis 40 cm lang werdenden Blätter. Die frischen Löwenzahnblüten ergeben einen feinen Löwenzahnhonig. Schon im Altertum hat man diese Pflanze als «Blutreinigungsmittel» erkannt. Heute, nachdem ihre Wirkstoffe bekannt und nachgewiesen worden sind, darf sie als hervorragendes Heilkraut für den gesamten Stoffwechsel betrachtet werden.
Eine Kur von 6 bis 8 Wochen im Frühling und eine Wiederholung im Herbst bewirken einen völlig anderen Menschen. Eine toxische Wirkung auch nach längerer Kur ist nicht bekannt. Doch sollte beim Einsammeln der Wurzeln – vorwiegend im Herbst – und der Blätter – im Frühjahr dem Standort grosse Beachtung geschenkt werden. Pflanzen, die mit Gift in Berührung gekommen sind, sind schlechter als keine Pflanzen!

Anwendung: innerlich

Die jungen Blätter, im Frühjahr gepflückt, ergeben einen beliebten Salat. In ihm sind viele Vitamine, besonders Vitamin C, Bitterstoffe und enzymatisch wirkende Substanzen enthalten, welche die Tätigkeit der Leber und der Nieren anregen.
Menschen mit chronisch rheumatischen Leiden oder bei Neigung zu Nieren- und Gallensteinbildung sollten diese Frühlingskur nie verpassen. Dazu sollten Sie täglich noch eine Tasse Tee aus getrockneten Wurzeln morgens nüchtern trinken. Ohne täglichen Salat sind 2 bis 3 Tassen während 6 bis 8 Wochen nötig. Im Herbst sollten Sie diese Kur mit frischen Wurzeln und getrockneten Blättern wiederholen.

Grossmutters Rezept

Löwenzahnhonig

100 g Löwenzahnblüten (nur die gelben Blütenblättchen)
2 l Wasser
2 geschnittene Zitronen
10 g Tannenknospen
850 g Honig
750 g Birnendicksaft
50 g Agar-Agar (als Geliermittel)

Löwenzahnblüten mit Wasser, Tannenknospen und Zitronen einige Minuten leicht kochen, dann abpressen. Die zurückbleibende Flüssigkeit wird mit dem Honig und Birnendicksaft und dem aufgelösten Agar-Agar eingekocht.

Stoffwechselstörungen

Die *Verdauung* und die damit verbundene Umwandlung von Nährstoffen in solche, welche dem Organismus zugeführt werden können, ebenso die *Atmung* mit dem in den Lungen stattfindenden Gasaustausch bezeichnet man als Stoffwechselvorgänge.
Durch eine ständige Erneuerung von lebendem Gewebe in unserem Körper und die Organfunktionen (Herztätigkeit, Muskelbeanspruchung, Denkprozess usw.) während unserer ganzen Lebensdauer besteht ein fortwährender Verbrauch von Energie. Diese Energie wird durch Verbrennung von den aus der Nahrung dem Körper zugeführten Kohlehydraten, Fett und Eiweiss produziert. Aus *Stoffwechselstörungen,* so nennt man die ungenügende Umwandlung von Nähr- in Energiestoffe, entstehen sogenannte Stoffwechselerkrankungen. Die bekanntesten sind Gicht, Zuckerkrankheit und Fettsucht, aber auch viele andere Erscheinungen sind auf solche Störungen zurückzuführen.

Allgemeine Rezepte

Hertersche Krankheit

(Stoffwechselstörung)

Heidelbeeren – täglich eine kleine Menge einnehmen, getrocknet oder frisch.
Täglich 1 Tasse Heidelbeerblättertee, entsprechende Diät – Vollwertkost, absolut *ohne* Zucker.

Handschweiss

1 Kaffeelöffel voll Seifengeist zwischen den Händen verreiben und über Nacht Lederhandschuhe, welche inwendig mit Talk bestreut wurden, anziehen.
Von Zeit zu Zeit einige Male anwenden.

Schweisstreibendes Mittel

(Auch bei Bandscheibenschmerzen.)
1½ kg Kartoffeln kochen, mit der Schale zu einem Brei zerstampfen und auf ein Tuch ausbreiten. Sich so auf das Tuch legen, dass die schmerzende Stelle auf den Kartoffelbrei zu liegen kommt. Den ganzen Körper gut zudecken.

Achselschweiss

beseitigt man mit einer Abkochung von 30 g Eichenrinde und ¾ l Wasser. Die Achselhöhlen werden damit während einiger Tage betupft.

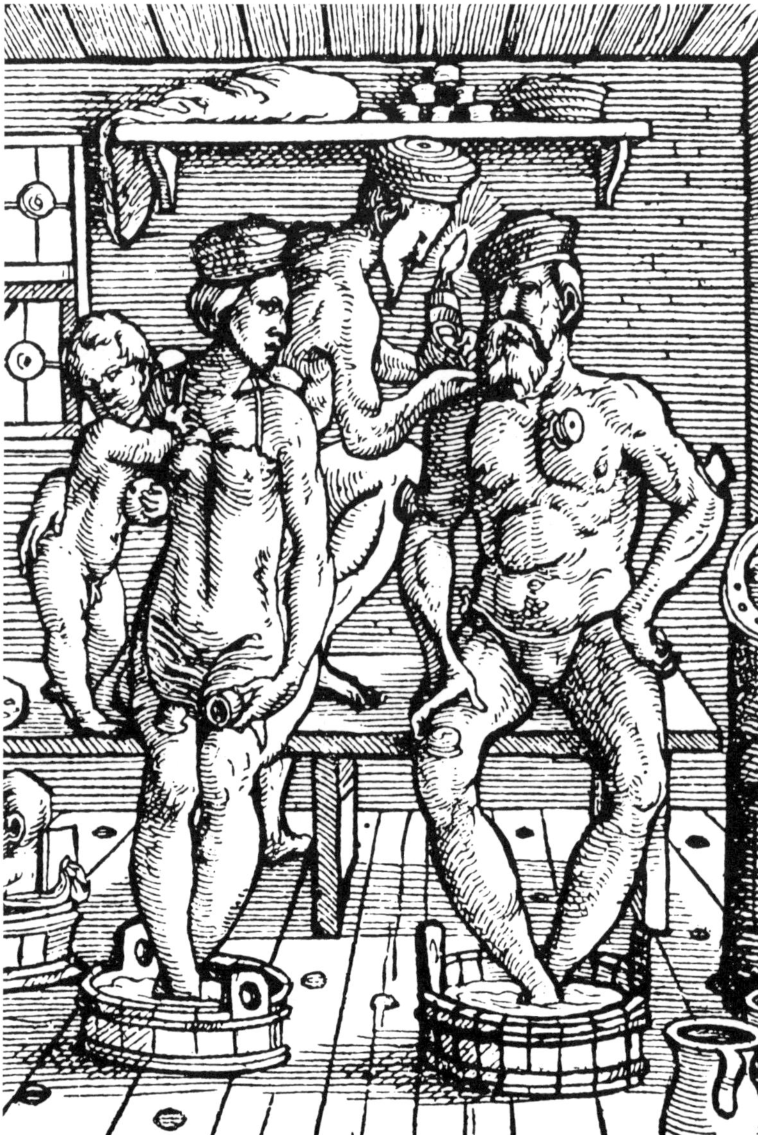

Übermässiger Fussschweiss

Streng zu beachten sind als wichtigste Massnahmen:
Keine Kunstfaser-Strümpfe oder -Socken, kein enges Schuhwerk, Schuhe ohne Gummisohlen, nie langes Stehen auf Zement-, Stein- oder kaltem Erdboden.
Leichtes Schwitzen der Füsse ist normal und gesund. Nur übermässiges Schwitzen sollte bekämpft werden, jedoch nicht mit porenschliessenden, antitranspirierenden Mitteln.

- Eine kleine Handvoll getrockneter Weiden- oder Eichenblätter werden zerstossen und in die Socken oder Strümpfe eingefüllt. Die Füsse werden während der Nacht im Bett in einen Sack gesteckt, welcher mit getrockneten Kräutern (Heublumen und Pfefferminz) gefüllt ist.
  Dazu täglich 1 Fussbad mit einem Absud von Weiden-, Eichenrinde und Nussbaumblättern zu gleichen Teilen gemischt. Pro Liter Wasser nehme man 10 g Pflanzenteile. Die gewünschte Menge über Nacht ansetzen und dann aufkochen.
- Fussohlen morgens und abends mit einer Mischung aus halb Wasser und halb Essig waschen, Füsse nicht abtrocknen.
- Täglich 1 Tasse Salbeitee reguliert und harmonisiert das natürliche Schwitzen.

Schlechter Mundgeruch

Ingwerwurzel oder Kardamomen kauen.
Beide Gewürze sind sehr stark im Aroma. Es reicht, wenn davon nur sehr wenig, d.h. 2 Kardamomen-Früchtchen oder ein maximal haselnussgrosses Stück frische oder getrocknete Ingwerwurzel gekaut wird.

Furunkel

- Bockshornkleesamenbrei auflegen.
- Gekochte zerquetschte Zwiebeln auflegen.

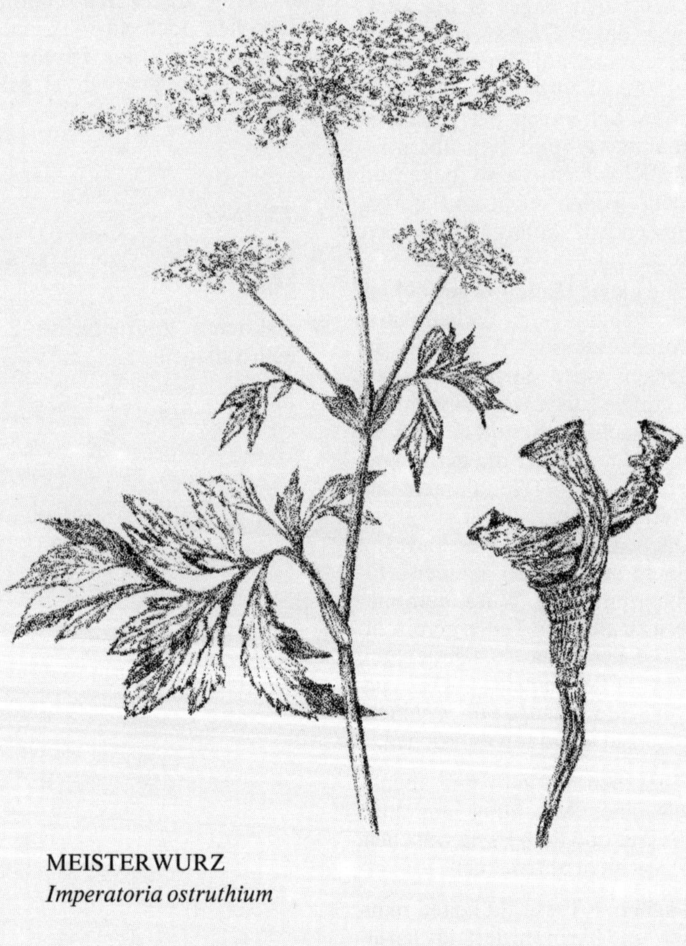

MEISTERWURZ
Imperatoria ostruthium

Verdauung

Meisterwurz

Nicht umsonst nennt man den Meisterwurz auch den «Kaiser der Berge»: Er dominiert stark seine Umgebung in Grösse und Wahl des Standortes. Er wächst im ganzen mitteleuropäischen Gebirge über 1000 Meter Höhe auf satten Wiesen oder zwischen den Steinen in den Alpen. Er wird bis 1 Meter hoch, wodurch im Sommer zur Blütezeit die grosse 30- bis 50strahlige Dolde mit ihren feinen, weissen bis rötlichen Blüten nicht übersehen werden kann. Der Stengel ist hohl, glänzend, kahl gestreift, oben verästelt und nur dort mit Haaren besetzt. Die Blätter sind fast lederartig, wechselständig, unterseits schwach behaart, die unteren gestielt, doppelt dreizählig, die oberen einfach dreizählig mit gesägtem Rand. Der Wurzelstock ist fleischig, blass, riecht scharf aromatisch und ist im Geschmack brennend bitter. Er ist bis 10 cm lang und 2–3 cm dick, schickt kleine Würzelchen und bis 5 mm dicke Ausläufer aus, wodurch er schwer verankert und nur mit Mühe dem Boden zu entnehmen ist: Der Meister aller Wurzeln!

Bereits in der Heilkunde der alten Griechen galt der Meisterwurz als Universalheilmittel, denn wie sich später herausstellte, enthält er viele Wirkstoffe wie ätherisches Öl, Bitterstoffe, Gerbstoff, Harz usw. Als Gegengift bei Vergiftungen wurden die Wurzeln in Wein gesotten eingenommen, spezifisch auch angewendet bei Hundebissen. Heute noch finden wir in den Bergen Bauern, die einen Korb voll Meisterwurzkraut im Stall aufhängen. Dies soll Krankheiten im Stall vermeiden und, wo solche auftreten, zum Verschwinden bringen. Der Meisterwurz hat ja die Eigenschaft – wie übrigens auch die Bibernelle –, Krankheitsstoffe auszuziehen.

In der heutigen Volksmedizin hat der Meisterwurz seinen der Wirkung entsprechenden Platz noch nicht wiedergefunden. Meisterwurz darf nicht zu stark dosiert werden. Pro Tasse genügt ½ Teelöffel voll. Pulverisiert setzt man ihn über Nacht in kaltem Wasser an, kocht kurz auf und lässt noch 10 Minuten ziehen. Täglich 1 bis 2 Tassen voll zwischen den Mahlzeiten trinken.

Verwenden Sie Meisterwurz über längere Zeit als appetit- und verdauungsförderndes Mittel nach Krankheiten oder Schwächeanfällen, bei chronischem Magen-/Darmkatarrh, zur Reinigung verschleimter Bronchien, als leicht schweiss- und harntreibendes Mittel, bei Neigung zu Schlaganfällen oder als Gurgelmittel bei Zahnschmerzen.

Der Verdauungstrakt kann in drei Abschnitte unterteilt werden: a) die Mundhöhle und der Kauapparat im Kopfbereich, b) die Speiseröhre im Brustraum und c) Magen, Mittel- und Enddarm in der Bauchhöhle. Im Mittel- und Enddarm stehen die eigentlichen Verdauungsprozesse im Vordergrund. Alle Abschnitte des Verdauungsrohres mit Ausnahme des Kopfdarmes (Mundhöhle und Pharynx) besitzen einen gleichartigen Schichtenbau, der sich aus den spezifischen Aufgaben des Verdauungstraktes ergibt. Die glatte, gut entwickelte Muskulatur des Darmrohres ist für den Transport des Nahrungsbreies verantwortlich. Der Verdauungsprozess besteht in einer Zerkleinerung, Verflüssigung und Aufspaltung der aufgenommenen Substanzen. Am Ende dieses Prozesses werden die unverdaulichen Reste eingedickt und ausgeschieden.

Verdauungsorgane

Durch unsere Verdauungsorgane wird die eingenommene Nahrung so bearbeitet, dass daraus die für den Körper notwendigen Substanzen aufgebaut werden. Die Verdauung beginnt bereits im Mund. Beim Anblick von Speisen setzt die Tätigkeit der Speicheldrüsen ein; mit den Zähnen wird die Nahrung zerkleinert und beim Kauen mit dem Speichel vermischt. Durch die Speiseröhre gelangt der Speisebrei in den Magen, dort kommt der Magensaft dazu, und erst im Darm, welcher aus verschiedenen Abschnitten besteht, werden die nun für den Organismus präparierten Stoffe aufgenommen. Was nicht verdaut wird, d.h. nicht durch die Blutbahnen in den Organismus gelangt, wird über Dickdarm und Mastdarm ausgeschieden.

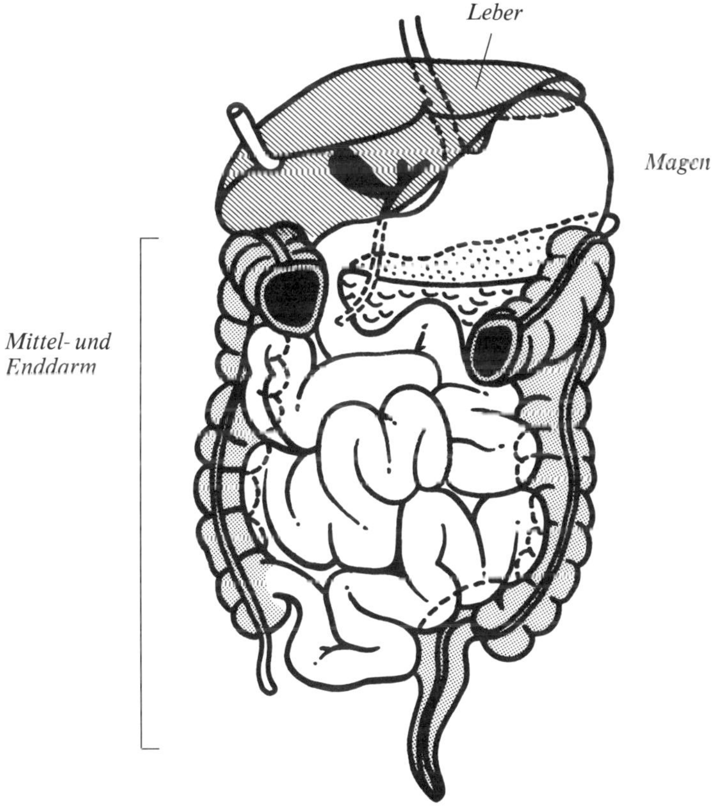

Blähungen

- Man nehme im Wechsel 3mal täglich 4–5 Tropfen Anisöl, anderntags 3mal täglich 4–5 Tropfen Fenchelöl in etwas Wasser
- Aufguss von Birkenblättern, 2–3 Tassen täglich.

Bauchweh

15 g Anis
15 g Kümmel
10 g Schafgarbe
10 g Wacholderbeeren
10 g Fenchel
10 g Kamillen
5 g Hirtentäschel
1 Teelöffel dieser Mischung pro Tasse Wasser 5 Minuten kochen. Morgens und abends warm, noch besser alle Stunden einen Schluck trinken.

Durchfall

Bei allen Durchfällen sei man vorsichtig mit Essen und Trinken. Eine warme Haferschleimsuppe schafft meistens Besserung. Weitere Hilfsmittel sind:

- Getrocknete Heidelbeeren während einiger Stunden einlegen und als Brei einnehmen.
- Weizenmehl in ein Glas abgekochtes und abgekühltes Wasser einrühren, bis es ziemlich dick ist. Davon täglich mehrmals einnehmen.
- In eine Tasse heisse Milch 3 Messerspitzen Muskatpulver geben, gut umrühren und schluckweise trinken.
- Stündlich einige getrocknete Heidelbeeren zerkauen.

Darmregulans und Entschlackungsmittel

30 g Tamarinde
30 g Cassia
30 g Manna
5 g Sennesblätter

2 Prisen von obiger Mischung pro Tasse 3 Minuten ziehen lassen und abends lauwarm in kleinen Schlükken trinken.

Entwässerung der Gewebe

Buchweizen mit heissem Wasser anteigen und als Pflaster auflegen.

Magenbitter

Eine Mischung von Salbeiblättern, Pfefferminz, Tausendgüldenkraut, Angelikablättern, Wacholderbeeren, Enzianwurzeln zu gleichen Teilen in eine Flasche oder ein Glas mit weiter Öffnung geben, mit 35%igem Alkohol übergiessen, so dass das ganze Kräutergemisch leicht bedeckt ist. Während 1 Woche an der Sonne stehen lassen. Nachher filtrieren und auf 1 Liter Flüssigkeit 400 g Birnendicksaft dazugeben.

Magenerkrankungen

Ein altes Rezept:

5 Handvoll Wegerich
2 Handvoll Brennessel
2 Handvoll Johanniskraut
1 Handvoll Schafgarbe
1 Handvoll Pfefferminze
½ Handvoll Kümmel
½ Handvoll Tausenguldenkraut
½ Handvoll Meisterwurz

zusammen in einer Pfanne voll Wasser 2 Stunden kochen. Etwa ¼ Stunde vor Kochende noch ½ Handvoll weisse, gelbe oder rote Taubnessel dazugeben. Anschliessend das Kraut absieben, den Absud ordentlich süssen und noch 1 Stunde zugedeckt kochen lassen. Erkaltet in Flaschen abfüllen und kühl aufbewahren. Von diesem Sirup wird morgens und abends je ½ Tasse voll oder noch besser tagsüber stündlich 1 Kaffeelöffel voll während 4 Wochen eingenommen.

Magenentzündung, Magengeschwür [Arzt]

- Eine rote, rohe Kartoffel gut waschen, samt Schale raffeln und durchpressen. Davon täglich ½ Stunde vor dem Essen 1 Likörgläschen voll einnehmen.
- Bei der Heilung von Magengeschwüren hilft auch das von der sauren Milch abgeschiedene Wasser, die sogenannte Molke. Davon nimmt man täglich 2–3mal 1 Kaffeelöffel voll mit etwas Wasser oder Kräutertee gemischt ein.
- Täglich 2–3 Tassen Brennesseltee schluckweise trinken.
- Das übliche Frühstücksgetränk durch Getreide- oder Eichelkaffee (ohne Milch) ersetzen.

Magenbrennen, saures Aufstossen

- ½ bis 1 Zwiebel schneiden und in ganz wenig Butter dämpfen. Langsam gut gekaut essen.

Magen-/ Darmbeschwerden

Nach akuten Magen-/Darmbeschwerden mit Schleimsuppen beginnen! Haferschleimsuppe, Gerste- oder Reisschleim.

Magen- und Bauchkrämpfe

- 1 Kaffeelöffel Kamille und 1 Kaffeelöffel Pfefferminze mit ½ Tasse kochendem Wasser übergiessen und 3 Min. zugedeckt ziehen lassen. Schluckweise trinken.
- Man mischt 1 Esslöffel voll Rum mit 3 Tropfen Kümmelöl und nimmt das Ganze zusammen ein, sobald ein Magenkrampf auftritt. Wirkt vor allem gegen Krämpfe.
- Bei überfülltem Magen nach zu reichlichem Essen oder genügend alkoholischen Getränken 1–2 Tassen möglichst warmes Wasser trinken.

Magenstärkungswein

100 g Chinarinde
30 g Enzianwurzeln
30 g Orangenschalen
2 dl Zimtwasser
1 l Weingeist
Alles zusammen mischen und 2 Tage in einer Flasche gut verschlossen stehen lassen, dann absieben und 2–3mal täglich 30–60 Tropfen in etwas Wasser einnehmen.

Rettichsaft-Präparat

wirkt stark wassertreibend.

Eine halbe Tasse frisch geraffelter Rettich wird in einem Tuch ausgepresst. Dazu werden eine etwa dreifache Menge Wasser und eine Prise Salz beigemischt und kurz aufgekocht. Während maximal drei Tagen täglich ein kleines Gläschen davon trinken.

Wärmende Salzpackung

Wirkt erwärmend auf die entsprechenden Körperteile. Gegen chronischen Durchfall auf den Unterleib auflegen.
1–2 Handvoll möglichst grobes Salz wird in einer Bratpfanne geröstet und heiss in ein Leinen- oder Baumwollsäcklein gegeben und warm solange aufgelegt, wie dies als angenehm empfunden wird.

Übelkeit

1 Teelöffel voll Enziangeist in ein Glas Wasser geben, schluckweise trinken. In ein paar Minuten ist das Übel verschwunden.

Verdaulichkeit von Speisen

(Verdauungszeiten)

1 Std.: gekochter Reis (leichtest verdauliches Nahrungsmittel)
1½ Std.: Gerstensuppe
gekochte Äpfel, Birnen, Obstmus
2 Std.: gekochte Milch, rohe Eier
2½ Std.: gekochtes Lamm, gebratenes Spanferkel
3 Std.: weich gesottenes Ei,
roher Schinken
grüner Salat

3½ Std.: Schweinsbraten
hartgesottene Eier
gekochtes Rindfleisch
gekochte Kartoffeln und Zwiebeln
4 Std.: Poulet, Kalbsbraten
4½ Std.: Speck, Sauerkraut
5 Std.: Steinobst
Rosinen, Mandeln
Pilze
6 Std.: gebratener Aal, alter Speck

Öl, Fett und Säure erschweren die Verdauung; etwas Salz, alter Käse, Rettich und bittere Kräutertees fördern die Verdauung.

Verdauungsschwäche

Eine Flasche wird zu ¾ mit schwarzen Kirschen gefüllt, etwas Birnendicksaft dazugeben, mit Zimt und Nelkenpulver würzen und mit Weindrusen so füllen, dass die Kirschen gut mit Flüssigkeit bedeckt sind. Nun die Flasche während 2 Monaten an der Sonne stehen lassen, öfters umschütteln. Löffelweise eingenommen, jedesmal mit einer Kirsche, stärkt Herz und Magen.

Verstopfung

Chronische Verstopfung:

- Dörrzwetschgen werden in etwas Wasser eingelegt und nach etwa einem Tag einem Müesli beigemischt.
- 1 Handvoll Sultaninen vor dem Schlafen eingenommen, hat gute und milde Wirkung.

Schwere Verträglichkeit von Speisen

- Besonders Leute, welche öfters auswärts essen müssen und Speise und Trank nur schlecht ertragen oder sogar Kopfweh bekommen, sollen zum Essen 1 Messerspitze voll *Angelika-Pulver* in einem Schluck Wasser einnehmen.
- Nach jedem Essen ein kleines Blatt Beifuss – eine Heilpflanze, die in den meisten Gärten gut gedeiht – frisch gepflückt kauen.

Würmer bei Kindern

Wechselweise täglich nüchtern eine kleine Tasse warm trinken: Zwiebeln in Wasser und Milch abkochen und absieben. Knoblauch in Wasser und Milch abkochen und absieben.

Eingeweidewürmer

Für Erwachsene und Kinder (ausgenommen Kleinkinder).

1 Zehe Knoblauch wird in einer Tasse Milch eingelegt (einige Stunden) oder kurz aufgekocht. Davon täglich morgens nüchtern einen Schluck trinken.

Kurdauer: 1–2 Wochen.

BRENNESSEL
Urtica dioeca

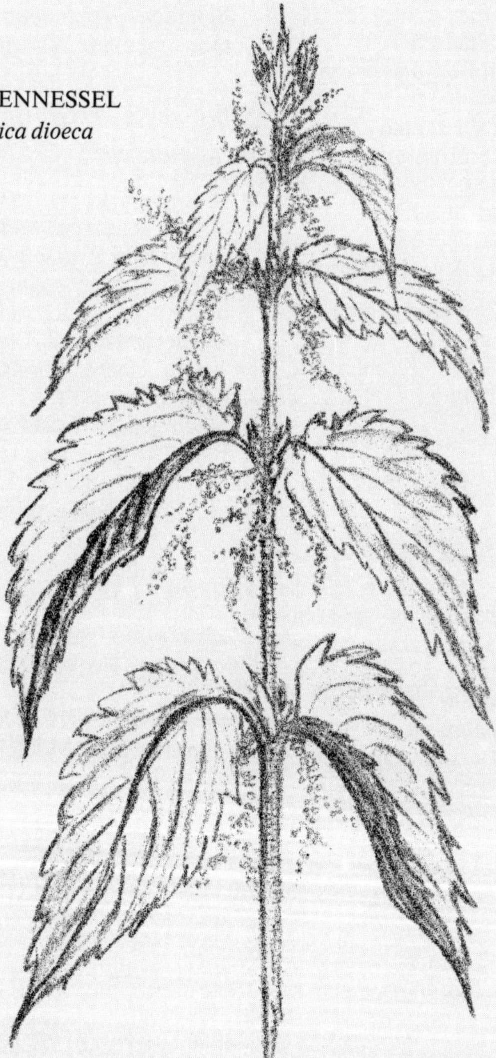

Innere Organe

Brennessel

Diese Pflanze besitzt viel «Feuer», eine Erfahrung, die schon kleine Jungen machen, wenn sie mit ihren kurzen Hosen durch Brennesseln springen. Schon vor siebzig Jahren hat Johann Künzle, der berühmte Kräuterpfarrer geschrieben: «Würde die Brennessel nicht brennen, wäre sie längst ausgerottet.» Dies stimmt sicher, sind doch in diesem scheinbaren Unkraut sehr viele Schätze verborgen.

Die Brennessel ist eine krautartige, einjährige, lebhaft wachsende Pflanze mit sich gegenüberstehenden tiefgrünen Blättern und mit grünlichen Blüten, die traubenförmig angeordnet sind. Sie wächst auf Äckern, an Waldrändern, Bachufern, Schutthalden und in Gärten als Unkraut und blüht vom März bis in den Spätsommer. Die Schätze der Brennessel finden wir von den Wurzeln bis in die Samen, denn alles an ihr ist kostbar und brauchbar! Aus dem von ihr bevorzugten, steinigen Boden bezieht sie die wertvollen Mineralien. Dank ihrem Reichtum an Blattgrün, an Eisen und vielen Spurenelementen ist die Brennessel ein generell empfehlenswertes Kräftigungsmittel bei allgemeiner Schwäche, während der Schwangerschaft, bei einer langen Genesungszeit, gegen Blutarmut, Bleichsucht und bei Stoffwechselstörungen.

Da die Brennessel das Blut reinigt und regeneriert, ist sie besonders angesehen als Mittel gegen hartnäckige Hautkrankheiten und bei schlechter Blutqualität. Als Anregungsmittel für die Sekretion der Verdauungsorgane vermag sie das Schweregefühl des Magens und seine Krämpfe zu beseitigen. Da sie auf schonende Weise harntreibend wirkt und damit die Ausscheidung von Giftstoffen fördert, ist die Brennessel auch erfolgreich anwendbar bei Wassersucht und Rheumatismus. Nicht zuletzt wird sie auch mit Erfolg gegen Durchfall, Darmentzündung, Bluterguss und starken Monatsblutungen verwendet.

Äusserlich stillt der Absud der Brennessel das Nasenbluten. Seit alters her kennt und schätzt man das Brennesselwasser als natürliches Mittel zur Erfrischung und Belebung der Kopfhaut bei Schuppen und Haarausfall.

Die jungen Brennesselblätter, im Frühjahr gesammelt, eignen sich für einen wohlschmeckenden und gesunden Wildsalat. Auch als Wildgemüse sind diese Blättchen sehr schmackhaft. Dazu werden die frisch gesammelten Brennesselblättchen fein gehackt, in etwas Pflanzenfett gedünstet, mit etwas Mehl und Rahm verrührt und nach Belieben mit Kräutern gewürzt. Nicht zuletzt ist die im Frühjahr wunderwirkende Brennesselsuppe zu empfehlen.

Grossmutters Rezepte

Grossmutters Frühlingssalat

1 Handvoll junge, zarte Brennesseltriebe
1 Handvoll junge Bärlauchblätter vor Entspringen des Blütensprosses mit andern Salatsorten mischen.

Grossmutters Spinat

½ Tasse Wasser
1 Teelöffel Salz
500 g Spinat
250 g Brennesseln
1 Löffel Pflanzenfett
1 kleine Zwiebel
1 Löffel Mehl
Spinat-/Brennesselwasser
und wenig Milch

Die gewaschenen Blätter im siedenden Salzwasser kurz kochen, bis sie zusammenfallen. Dann herausziehen und hacken. Die feingeschnittene Zwiebel im Fett dämpfen, das Mehl mitdämpfen. Das Spinat-/Brennesselwasser und etwas Milch dazurühren und aufkochen. Den gehackten Spinat beifügen, durchkochen und würzen.

Bettnässen

Zwei bewährte Mittel für die kleinen «Bettnässer»:

- Täglich 1–2mal 5 Minuten lang in kaltem Wasser gehen (bis über die Waden). Abends nur trockene Kost. Tagsüber schluckweise 1 Tasse Tee aus Zinnkraut und Johanniskraut zu trinken geben.
- Vollhaferkerne werden in ein Leinensäcklein gegeben und auf einem Heizkörper (Kachelofen oder ähnliches) erwärmt. Das erwärmte Säcklein wird dem bettnässenden Kind abends beim Zubettgehen auf den Unterleib gelegt.

Blasenkatarrh

2–3 Lauchstengel in Wasser ohne Salzzugabe weichkochen. Von diesem Wasser trinke man täglich 1–2 Tassen.

Blasenleiden

1 Esslöffel Borretschtee in ½ l Wasser aufkochen und alle 2 Stunden ein paar Schlücke trinken, ohne Zucker.

Blasensteine [Arzt]

Auf 4 Löffel Gerstenmalzmehl 1½ l siedendes Wasser giessen, 2–3 Stunden stehen lassen, dann schluckweise über den ganzen Tag verteilt trinken.

Blinddarmstörung [Arzt]

Bis ein Arzt erreichbar ist, dem Patienten lauwarme Kümmelmilch eingeben. Hierfür zerstossenen Kümmel in Milch kurz aufkochen und absieben.
Wenn irgendwie möglich, Eis oder kaltes Wasser auflegen.

Brüste

Gegen verhärtete oder entzündete Brüste hilft Breiauflage von Bockshornkleesamen oder Leinsamen:
1 Löffel Samen in heissem Wasser zu Brei verrühren und diesen auf einen Leinenlappen auftragen.

Leberentzündung und Diabetes [Arzt]

Während 5 Wochen jeden Tag 5–6 Stengel von frischblühendem Löwenzahn ohne die gelben Blüten roh essen.

Drüsen

- Entzündete Drüsen: Auflagen von zerquetschten, inneren gelben Kabisblättern um den Hals. Auflagen von Steinklee. Abends gurgeln mit Absud von Bibernellwurzeln.
- Verhärtete Drüsen: Auflagen von zerdrückten Petersilienblättern und -früchten auf die Verhärtungen bringt rasche Heilung selbst in hartnäkkigen Fällen. Schneeglöckchenzwiebeln und Farnwurzeln in Essig einlegen und damit Kompressen machen.

Drüsenschwellung

- Auflegen von ungewaschener Schafwolle (beim Bauern holen).
- Auflagen von einem in starker Schmierseifelösung getränkten Lappen.
- Bockshornkleesamen oder Leinsamen mit kochendem Wasser überschütten und zu Brei rühren. Diesen auf einen Lappen streichen und als Pflaster auflegen.

Gallenkolik Arzt

Auflegen von möglichst heissem Wickel eines in Schafgarbentee getränkten Leintuches.

Gallensteine Arzt

200 g Olivenöl
20 g Trinksprit
5 Tropfen Pfefferminzgeist
2 Eigelb

Alles zusammen gut mischen und innerhalb von 3 Stunden trinken.

Gelbsucht Arzt

Während 7 Tagen täglich einmal ca. 4 g Aloepulver in etwas Wasser nüchtern einnehmen. Die Gelbsucht sollte nachher geheilt sein. Selbstverständlich ist über längere Zeit eine entsprechende Diät einzuhalten.

Leber- und Herzleiden Wassersucht Arzt

Frische oder getrocknete Rosmarinzweige klein schneiden, Weisswein darübergiessen und 2–3 Tage stehen lassen. Dann abschütten, filtrieren und täglich 2mal 1 Likörglas voll davon trinken.

Magenverschleimung, Reinigen von Leber, Nieren und Lunge

Schwarzen Rettich raspeln, abpressen und den Saft mit etwas Honig vermischen, täglich 3–4mal 1 Teelöffel davon trinken.

Wasserstoss

Je 30g Schachtelhalm, Thymian, Borretsch und Bärlapp werden in 2l Wasser kurz aufgekocht und 20 Minuten zugedeckt stehen gelassen. Dann absieben und halbstündlich schluckweise 1 Tasse davon trinken. Fördert rasche, starke Ausscheidung.

Wassersucht in Gelenken

Bei Wasseransammlungen in den Gelenkzwischenräumen oder zwischen den Gelenkbändern helfen Salzwasserumschläge (eine Handvoll Meersalz in warmem Wasser auflösen, ein Tuch hineintauchen und um das Gelenk binden), abwechselnd mit Kampfergeistkompressen.

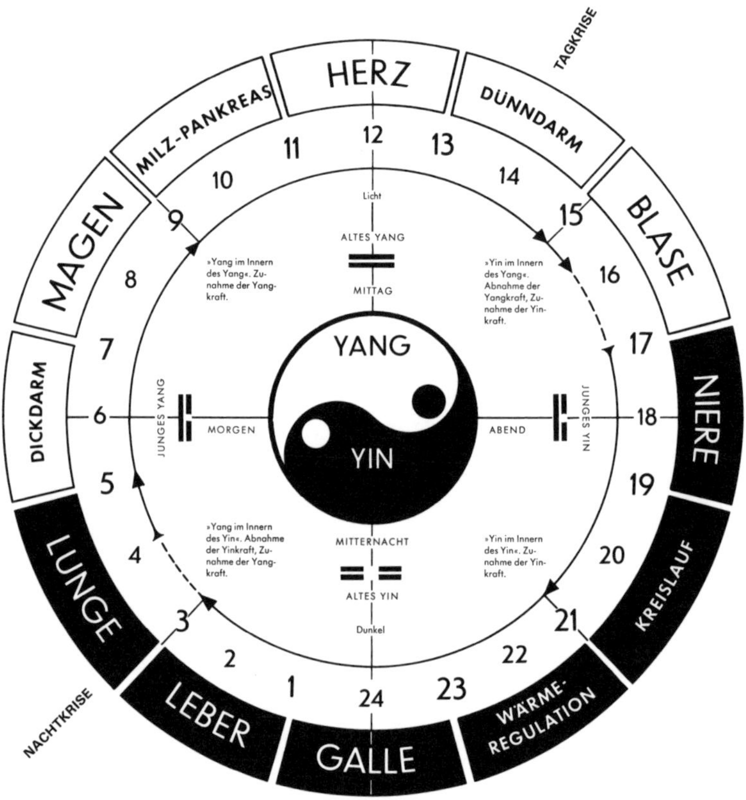

Die «Organuhr» besteht aus fünf konzentrischen Kreisen. Der innere (erste) Kreis wird vom Ying-Yang-Symbol gebildet («Chinesische Monade»). Der zweite Kreis enthält die Bezeichnungen der klassischen chinesischen Philosophie für das alternierende Zu- und Abnehmen der Ying-Yang-Kraft während einer Tag-Nacht-Einheit. Der dritte Kreis beschreibt den sogenannten «Kreislauf der Energie» durch die zwölf Organe bzw. Systeme, wie er in der Akupunkturlehre überliefert ist.

Die Organuhr

(nach Dr. med. E.W. Stiefvater)

Das ganze Geschehen im Universum und auch im Organismus des Menschen geschieht gesetzmässig nach bestimmten Rhythmen wie der Ablauf von Tag und Nacht und der Jahreszeiten.
Im alten China, also vor über 2000 Jahren, waren den damaligen Ärzten schon die genauen Beziehungen unserer Organe zur Astrologie und demzufolge auch die sogenannten Organmaximalzeiten unserer einzelnen Organe und Körperfunktionen bekannt. Dies bedeutet, dass alle unsere Organe nach genauem, gesetzmässigem Rhythmus gewisse Zeiten maximale – also optimale – Tätigkeit und ebenso ihre Zeiten der Ruhe haben. Diese Erkenntnis stand in engem Zusammenhang mit der Akkupunktur und ist von grosser Bedeutung zu dieser Ausübung.
Der Mediziner Dr. med. E.W. Stiefvater ist einer der westlichen Wissenschaftler, die das uralte Wissen des Ostens studiert, aufgegriffen und auch weiterentwickelt haben. So entstand die nachfolgend abgedruckte Organuhr, die auch für den Laien von Interesse und grossem Nutzen sein kann. Wir sehen daraus, nach einem Zweistunden-Rhythmus eingeteilt, die entsprechenden Organmaximalzeiten des menschlichen Körpers. Der darin geschulte Arzt ist damit in der Lage, unter anderem Medikamente nicht standardgemäss regelmässig auf den ganzen Tag verteilt, sondern optimal nach den Organmaximal- oder Ruhezeiten zu verordnen.
Für den nicht medizinisch geschulten Laien kann das Studium der Organuhr ebenfalls eine wertvolle Hilfe bedeuten, sein tagesperiodisches Verhalten und Befinden besser zu verstehen und kennenzulernen: Schlafstörungen (regelmässiges Aufwachen), periodisch auftretende Müdigkeit, Schmerzverschlimmerung, Nervosität usw. können auf die Regelmässigkeit und die genaue Zeit geprüft und mit der Organuhr verglichen werden. Sehr bald wird sich der enge Zusammenhang von Gesundheitsstörungen bzw. deren Symptome und der einzelnen Organe bestätigen.

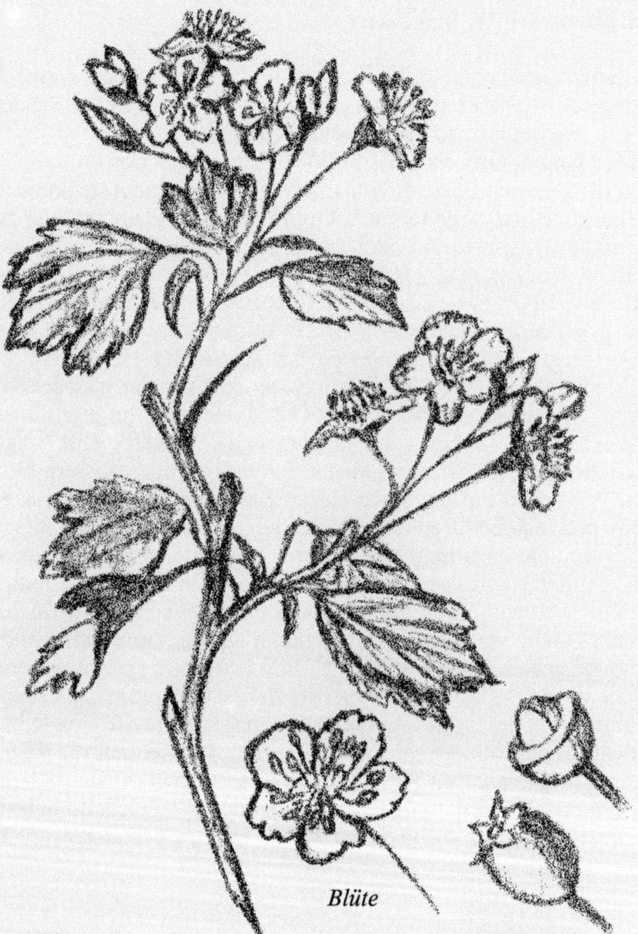

WEISSDORN
Carataegus oxyacantha

Herz und Kreislauf

Weissdorn

Als kleiner Baum oder als sperriger, bis zu 5 m hoher Strauch ist der Weissdorn in unserer Gegend häufig anzutreffen. In Misch- und Laubwäldern, an Waldrändern, in Gebüschgruppen oder als zierende Gartenhecke begegnen wir diesem bekannten und als Heilpflanze geschätzten Gewächs aus der Familie der Rosenblütler.

Im Mai leuchten einem die weissblühenden Büsche von weitem entgegen. Die Blüten, bestehend aus fünf weissen Kronblättern, stehen in Traubenform an den Enden der mit spitzen Dornen bewehrten Zweige. Die glänzenden, sattgrünen Blätter sind drei- bis fünflappig mit gezähntem Blattrand. Oft wird Weissdorn mit Schwarzdorn verwechselt. Dabei gibt es zwei sich leicht zu merkende Unterschiede zu beachten: Der Schwarzdorn (Schlehdorn) blüht ebenfalls weiss, jedoch viel früher als der Weissdorn, und erst nach der Blüte spriessen seine Blätter, während beim Weissdorn zuerst die Blätter und erst nachher die Blüten austreiben.

Ein so herrlich blühender Weissdornstrauch ergibt eine wundervolle Pracht, und gar manchen Beschauer gelüstet es, einen gepflückten Strauss davon in seine Stube zu stellen – aber der von den Blüten ausgehende widerliche Geruch hält einen bald von solchem Vorhaben ab, denn nur allzuschnell wäre der Raum von diesem unangenehmen Duft erfüllt.

Im Herbst ist der Strauch reich behangen mit roten, kugeligen Beeren, welche viele Samen und ein mehlartiges Fruchtfleisch enthalten. Dies hat der Pflanze den Namen «Mehlbeere» gebracht, aber auch Hagedorn oder Handdorn sind bekannte Namen.

Wer auf seiner Herbstwanderung einem solchen Strauch begegnet, sollte es nicht versäumen, von diesen Früchten zu geniessen. Gut gekaut vermengt sich der Speichel mit dem Saft der Beeren, und der Wanderer wird erfreut feststellen, dass er weniger schnell ermüdet, und er empfindet auch bald ein herrrliches Lebensgefühl.

Aus Weissdorn hergestellte Fertigpräparate (Tropfen, Dragées, Herzweine usw.) sind wohl die am meisten zur Selbstmedikation verwendeten Herzmittel. Sie eignen sich wie kaum ein anderes Produkt für eine längere

Therapie, ohne Nebenwirkungen zu erzeugen. Bei Altersherz, Herzschwäche, Blutdruckstörungen bewirkt Weissdorn eine Steigerung der Durchblutung der Herzkranzgefässe, was ihn in unserer heutigen, hektischen Zeit, wo Angina pectoris und Herzinfarkt in beängstigendem Mass auftreten, zum unschätzbaren Heilmittel werden liess.
Auch eine längerdauernde Kur von einigen Wochen mit dem Tee aus Blüten oder Blättern ist sehr zu empfehlen. Dazu nimmt man 1 Teelöffel voll pro Tasse, übergiesst mit kochendem Wasser und lässt einige Minuten ziehen, dann absieben und über den Tag verteilt 2–3 Tassen schluckweise trinken. Tee aus Beeren erhält man durch kurzes Aufkochen der zerquetschten, getrockneten Beeren.

Grossmutters Rezept

Herzwein

Beeren zerquetschen, in Einmachglas füllen, soviel guten Südwein (Madeira, Malaga) dazugiessen, dass die Beeren ca. 2 cm überdeckt sind. Dann 8–10 Tage verschlossen an der Sonne stehen lassen, abpressen und filtrieren.
Täglich je 1 Likörglas voll vor dem Mittagessen und vor dem Schlafengehen trinken.

Blutkreislauf

Durch einen gut funktionierenden Blutkreislauf werden alle Zellen im Organismus mit den nötigen Bau- und Betriebsstoffen, Vitaminen, Fermenten, Mineralstoffen und dem lebenswichtigen Sauerstoff versorgt und die Abbauprodukte (Schlacken) abgeführt. Wir unterscheiden einen grossen, ernährenden Kreislauf und einen kleinen, reinigenden Kreislauf.
Beim *grossen, ernährenden Blutkreislauf* pumpt das Herz bei jedem Herzschlag Blut in die Aorta. Von der Aorta zweigen Arterien und noch dünnere Blutgefässe (Kapillaren) ab und verteilen sich im ganzen Körper. Mit diesem *arteriellen* Blut gelangen der Sauerstoff und die Nährstoffe in die Zellen. Dort werden diese benötigten Stoffe abgeladen, und die Schlackenstoffe werden mitgenommen, zurück zum Herzen. Das zum Herzen zurückfliessende Blut bezeichnet man als *venöses* Blut, die «transportierenden» Blutgefässe als Venen.
Der *kleine, reinigende Blutkreislauf* dient zur Reinigung des Blutes, indem dieses vom Herzen aus durch die Lungenarterie in die Lunge gepumpt wird. In den Lungenbläschen gibt das Blut das aus den Körperzellen mitgenommene Kohlendioxid ab und nimmt Sauerstoff mit. Das sauerstoffreiche, arterielle Blut strömt alsdann wieder zum Herzen zurück.

Störungen im Blutkreislauf können entstehen durch Stress, falsche Ernährung oder Rauchen. Die Folge davon sind Kreislaufkrankheiten, meistens auch Herzkrankheiten, welche zu lebensbedrohenden Organschäden führen.

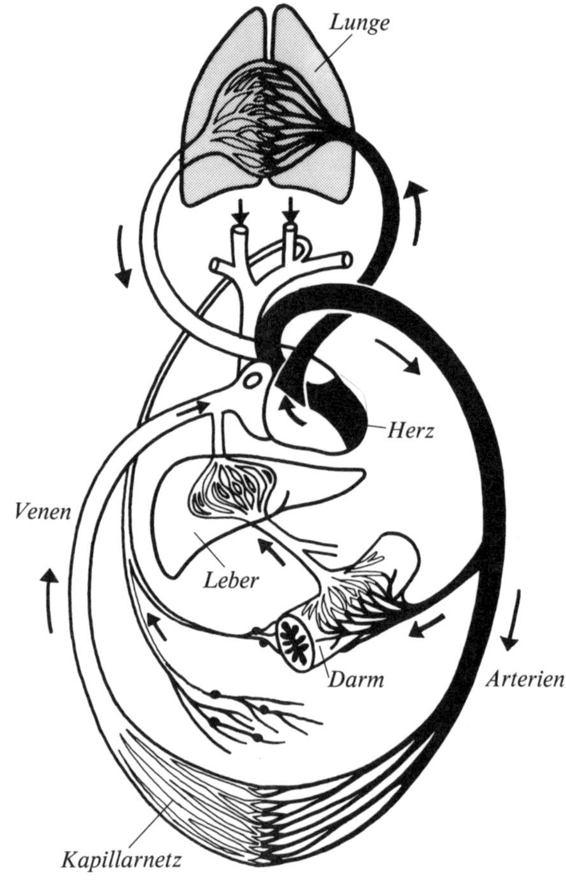

Der Kreislauf umfasst drei Bereiche mit unterschiedlicher Funktion: 1. die Kapillaren in der Peripherie für die Austauschvorgänge in den Geweben, 2. das Herz als Zentrum des Kreislaufsystems und 3. die zu- und abführenden Leitungen (Arterien und Venen) als Verbindung zwischen Zentrum und Peripherie. Die Kapillaren sind je nach Organ verschieden gebaute Netze. Arterien heissen diejenigen Gefässe, die das sauerstoffhaltige Blut vom Herzen zu den Kapillaren bringen, Venen die, welche das «verbrauchte», kohlensäurehaltige abführen. Von dieser Regel machen die Lungengefässe eine Ausnahme, da die Lunge zum Arbeiten kohlensäurereiches Blut benötigt.

Allgemeine Rezepte

Altersbrand

Arzt

Nussbaumblätter mit einem Absud von Eichenrinden übergiessen und Umschläge machen.

Beine

Müde Beine: Kissen aus geschnittenem Farn anfertigen und nachts unter die Füsse legen.

Offene Beine: Arzt

- Frisch gewaschene Spitz- oder Breitwegerichblätter zu einem Brei verreiben und auf die offenen Wunden legen. Mit Gaze abdecken. Nach kurzer Zeit sollten sich die Wunden schliessen.
- Auflegen eines in Salzwasser getränkten Leinentuches. Sehr schmerzhaft, aber es hilft! Mit reinem Blütenhonig bestreichen.

Bettlägerige

Tägliche Beinmassage mit Kräuterfranzbranntwein, Fussohlen und Gesäss mit Kampfersalbe ein reiben.

Bleichsucht

Täglich 2–3 Löffel gerösteten Buchweizen einnehmen. Unter der Bezeichnung «Kascha» im Handel erhältlich.

Blutarmut

- Täglich gedörrte Birnen (Kannenbirnen) essen.
- Im Frühjahr öfters junge, saftige Löwenzahnblätter essen.
- Täglich Buchweizen einnehmen.
- 3–4 Kannenbirnen oder 3–4 gedörrte Birnen werden in ½ l gutem Rotwein eingelegt (2–3 Wochen) und dann abgesiebt. Vom Wein täglich 2–3 kleine Gläschen trinken.
- Kräutertee aus Brennesseln und Zinnkraut. Täglich 2–3 Tassen.

Füsse

- Kalte Füsse: Fussbad mit Zugabe von einigen Tropfen Rosmarinöl (oder Rosmarinbad).
- Kalte Füsse im Bett: Getrocknete Kirschensteine in ein Stoffkissen füllen, zunähen. Auf dem Ofen oder im Backofen erwärmen. Das Kissen gibt so eine gleichmässige Wärme ab und ist dem elektrischen Heizkissen vorzuziehen.

Hirndurchblutung

Während 3 Wochen täglich unzerkaut 8 Pfefferkörner schlucken, hilft für eine bessere Hirndurchblutung.

Gefässverengung

Täglich eine mittlere Zehe Knoblauch ganz schlucken (riecht nicht).

Herzbeschwerden Arzt

Bei krampfartigen Herzbeschwerden befeuchte man einen Lappen mit echtem Kirsch und lege ihn auf die Herzgegend. Eventuell wiederholen.

Herzflattern

Auf ein mit Wasser angefeuchtetes Papiertaschentuch 3–4 Tropfen Arnikatinktur träufeln. Auf die Herzgegend auflegen. Besonders abends im Bett.

Herzklopfen

- 1 Glas frisch gepresster Zitronensaft hilft rasch.
- Man trinke täglich 1 Tasse Baldriantee schluckweise, zubereitet aus den Wurzeln des Baldrians.
- Bei starkem Herzklopfen macht man Auflagen auf die Herzgegend mit frischen, zerstossenen Blättern von Zitronenmelisse.
- Bei übermässigem Herzklopfen während der Nacht eine Handvoll frische Zitronenmelisse zerstossen und auf die Herzgegend legen, ein Tuch darüber binden und einige Stunden einwirken lassen.

Gedächtnisschwäche

3mal täglich 8 Tropfen Tausendgüldenkrauttinktur in etwas Wasser oder Tee einnehmen.
Rezept: 1 Teil pulverisiertes Tausendgüldenkraut wird mit 2 Teilen Trinkfeinsprit begossen und 10 Tage stehengelassen. Absieben und als Tinktur aufbewahren.

Krampfadern

Spitzwegerich, Arnika und Beinwell (Wallwurz) 10 Tage in Branntwein einlegen und davon Umschläge machen.

Krampfadergeschwüre

20 g Sanikel
10 g Zinnkraut
10 g Tormentill
10 g Heidnischwundkraut

Täglich Waschungen und Umschläge vornehmen, nur anbrühen und 5 Minuten ziehen lassen.

Kopfschmerzen

Ein Stück Zitronenschale (ohne die weisse Schale) mit der feuchten Innenseite auf beide Schläfen legen. Diese Schale bewirkt einen roten, leicht brennenden Fleck, wobei der Kopfschmerz in kurzer Zeit verschwindet.

Nasenbluten

- Eine Handvoll frischer Hirtentäschchen um den Hals binden. Blutung hört auf.
- Etwas Salzwasser in die Nase einziehen.

Venenentzündung [Arzt]

1 Esslöffel Haferstroh in 2 l Wasser auskochen, dann absieben. Täglich die Beine damit baden. Zur Unterstützung im Frühling und im Herbst eine Kerbelkrautwasserkur.

Wadenkrämpfe

Bei Überanstrengung der Beine durch vieles Gehen und Stehen entstehen Krämpfe in der Wadengegend. Als gute Hilfe haben sich folgende Massnahmen erwiesen:

- Man legt ein Stück Stahl auf die betroffene Stelle. Durch die Kühlung wird der Krampf entzogen.
- Man legt frische oder getrocknete Farnwurzeln auf die verkrampfte Stelle.

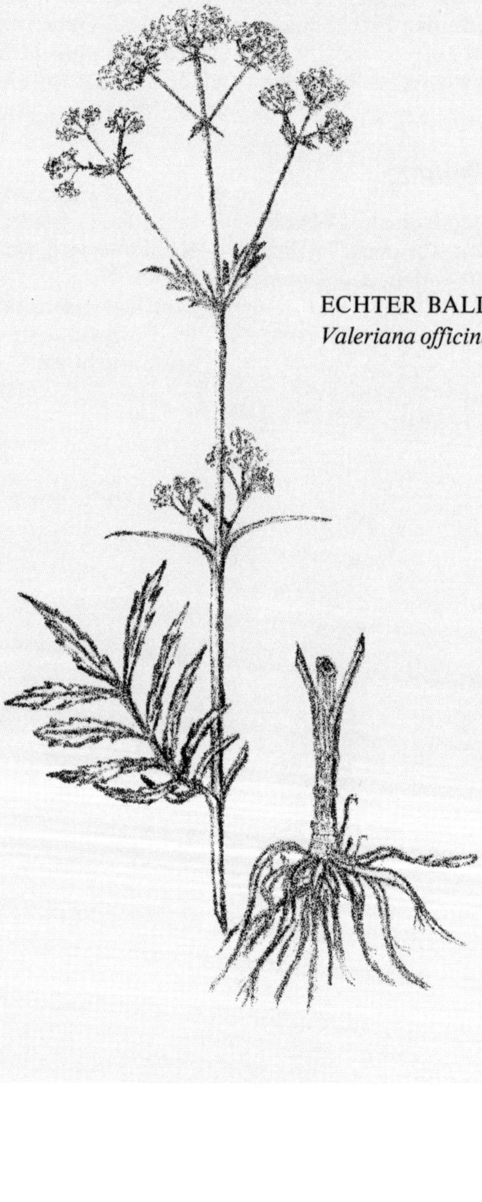

ECHTER BALDRIAN
Valeriana officinalis

Nerven und Schlaf

Baldrian

Viele Menschen könnten ihre stark wirkenden Schlaftabletten weglassen, würden sie Baldrian richtig und konsequent anwenden. Baldrian finden wir häufig an feuchten Waldrändern, Bach- und Flussufern, seltener am Wiesenrand, in ganz Mittel- und Nordeuropa bis in Höhen von 1500 Meter. Die bis 1½ Meter hoch werdende Pflanze hat kleine rötlichweisse bis rosafarbene Blüten auf einem doldenähnlichen Blütenstand. Die Blätter an den runden gestielten Stengeln sind paarig gefiedert, 5–11 an der Zahl. Die Pflanze macht sich durch ihre Grösse bemerkbar, als wollte sie auf die wirksamen Stoffe im Wurzelstock hinweisen. Der etwas knollige Hauptwurzelstock kann bis 5 cm lang und 2 bis 3 cm dick werden. Der Nebenwurzelstock ist kleiner und mit zahlreichen bis 20 cm langen, feinen längsgestreiften Nebenwurzeln besetzt. Frisch noch fast geruchlos, entwickelt sich beim Trocknen der charakteristische «Baldriangeruch» durch Freiwerden der Isovaleriansäure. Katzen werden vom Baldriangeruch angezogen: Sie wälzen sich mit Begierde auf getrockneten Wurzeln herum.

Viel Wirkstoff finden wir in mehrere Jahre alten Pflanzen, deren Wurzeln wir im Frühjahr vor der Entfaltung der Blätter oder im Herbst graben. Hauptbestandteile sind das ätherische Öl, niedere Fettsäuren, Alkaloide, Gummi, Harz und Schleim. Die Wirkstoffe müssen als Ganzes betrachtet und angewendet werden. Bereits die Römer erkannten diese Pflanze als wertvolles Heilmittel. Valerium officinalis (valere = wertvoll!). Trotzdem wird der Pflanze oft nur suggestive Wirkung zugeschrieben. Die Praxis und die neuesten Forschungsergebnisse zeugen aber von der guten Wirkung des vollkommen unschädlichen Baldrians. Wer sich ständig aufregt, in Angst und Spannung lebt, sollte sich diese Pflanze zunutze machen. Je nach Anwendungsgebiet kann die Pflanze mit anderen Heilpflanzen verstärkt oder unterstützt werden: bei nervöser Schlaflosigkeit mit Hopfen (zweimal die Menge von Baldrian) und bei nervösen Erregungszuständen mit Zitronenmelisse zu gleichen Teilen.

Als Tee pro Tasse 2 Teelöffel voll mit abgekochtem Wasser übergiessen und zugedeckt 8 Stunden stehen lassen, dann kalt oder leicht aufgewärmt trinken. Eine Kur mit Baldriantee dauert mehrere Wochen, besonders bei wiederkehrenden Gemütsaufregungen. Sensible Menschen mischen Baldrian mit wenig Lindenblüten, nehmen dann aber täglich 3 Tassen. Als Tinktur sollten Sie täglich 30–50 Tropfen 2–3mal mit etwas Tee einnehmen. Denken Sie daran, bei Einnahme von Tinkturen 10 Minuten vor und 10 Minuten nachher weder zu essen noch zu trinken.

Nervenschwäche und Schlaflosigkeit

Nervliche Störungen wie Schlaflosigkeit, Nervenschwäche, Migräne usw. sind heute ein weitverbreitetes Übel, sie können körperlich oder seelisch bedingt sein.
Schicksalsschläge, Liebeskummer, Geldsorgen und andere Lebensbelastungen können die Ursachen von solchen seelisch erworbenen nervlichen Störungen sein. Selbstvorwürfe, eine falsche Einstellung gegenüber dem Leben und dem Mitmenschen oder überhaupt gegenüber allem und jedem sind Gründe, um durch Selbsterkenntnis auf einen anderen, besseren Weg zu gelangen.

Allgemeine Rezepte

Melissenwein

1 Handvoll frische Zitronenmelisse in 1 Flasche guten Weisswein geben. Flasche gut verschliessen und 1 Tag stehenlassen, dann absieben. Hilft gegen Magendrücken, Appetitlosigkeit, Blähungen und Schwindelanfälle.

Melancholie

Öfteres Gehen an der frischen Luft und sich der täglich verändernden Natur erfreuen!
Im Wechsel an einem Tag 1 Tasse Tee aus Tausendgüldenkraut am andern Tag 4stündlich Tee von Kardobenediktenkraut.

Kopfweh

- Saft einer Zitrone in einer Tasse heissem Kaffe trinken.
- Heisse Kompressen auf Nacken legen und gleichzeitig ein heisses Fussbad nehmen.
- Lavendeltee trinken, Stirne und Schläfen sowie Nacken mit Rosmarin-Lavendelgeist einreiben.
- Bei chronischem Kopfweh: Efeu in Essig einlegen, zum Einreiben oder für Umschläge im Nacken.

Migräne

wird gelindert, wenn man ein kleines Stückchen Kampfer mit Watte umhüllt und ins Ohr steckt.

Nerven

Schlaftee (ein altes Rezept aus einem Kloster):
50 g Schlüsselblumen
25 g Lavendelblüten
10 g Johanniskraut
15 g Hopfen
5 g Baldrian

Davon einen Tee aufgiessen und ¼ Stunde ziehen lassen. Abends 1 Tasse schluckweise trinken.

Nervenschwäche

Kräuterbad:
Kamillen, Lavendel, Holunderblüten, Fichtensprossen, Kalmuswurzel zu gleichen Teilen

Die Kräuterbäder wirken anregend und stärkend auf die Nerven; besonders gute Dienste leisten Bäder bei Rheumatismus, Gicht und allgemeiner Schwäche: Ca. 1 Pfund Kräuter werden mit 2–3 l Wasser 5–10 Minuten gekocht; dann durchgesiebt und auf ein Vollbad von ca. 50 l zugesetzt. Für Teilbäder nimmt man entsprechend weniger. Das Bad dauert 30 bis 60 Minuten.

Potenzstörungen

2 Teile feingeschnittene grüne Schalen der Baumnuss (Walnuss) werden mit 12 Teilen Trinkfeinsprit ca. 14 Tage an der Wärme stehengelassen, dann abgepresst und filtriert.
Von dieser Nusswassertinktur 3- bis 4mal täglich 3 Tropfen in etwas Wasser einnehmen.

Schlaflosigkeit

- Ein Tuch zur Hälfte in kaltes Wasser eintauchen, auf den Nacken legen und diesen mit dem trockenen Teil des Tuches einwickeln.
- In ein Glas Zuckerwasser gibt man etwas Kampferpulver, fügt 2 Tropfen Schwefeläther dazu und rührt um. Schluckweise trinken.

Schlafmittel

Kurz vor dem Zubettgehen einige in Milch gekochte Speisezwiebeln verzehren. Dieses Mittel verleiht bei regelmässigem Gebrauch zudem eine reine Gesichtsfarbe.

Gegen Verschlucken

Wenn ein kleiner Essensbissen, Brosamen oder sonst ein festes Stückchen in die Luftröhre gelangt, sofort beide Arme in die Höhe strecken und so das Stück aushusten.

Zittern der Hände

Hände und Vorderarme in frisches Brunnenwasser eintauchen. Nach einigen Minuten reibt man beide Arme mit einem vorgewärmten wollenen Handtuch, bis man eine bleibende Wärme darin fühlt. Diese Prozedur 2 3mal täglich wiederholen.

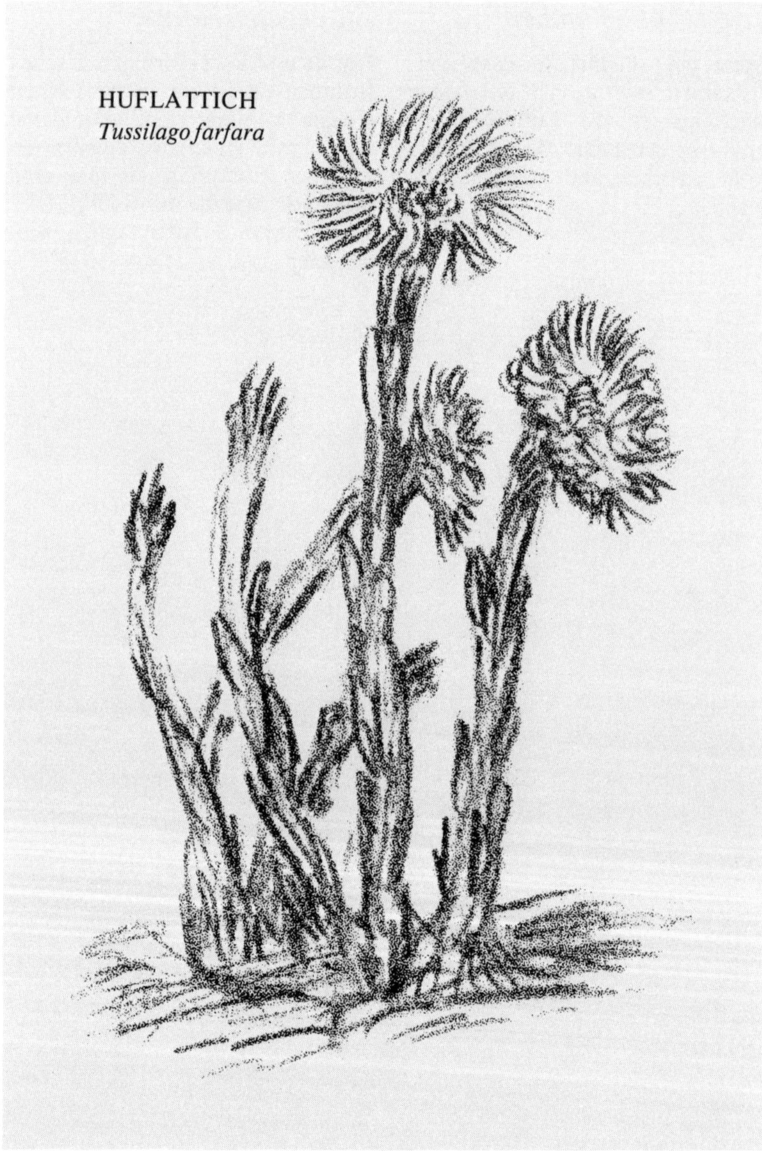

HUFLATTICH
Tussilago farfara

Erkältungen

Huflattich

Im Frühjahr, kaum ist der letzte Schnee geschmolzen, leuchten schon von weitem die neugierigen, dottergelben Huflattichblüten. Sie sind leicht zu erkennen an ihrer zierlichen Blütenform, wie kleine Sonnenräder aussehend, mit vielen hundert feinen, zarten Zungenblüten und einem nur wenige Zentimer hohen, weisslich-braunen und beschuppten Blütenstengel. Die ganze Blüte ist zu einem Körbchen geformt, daher auch zur Pflanzenfamilie der Körbchenblütler gehörend.

Huflattich ist sehr gesellig, d.h., immer sind es Dutzende, ja Hunderte dieser kleinen sonnenhungrigen Blüten, die grossflächig dem frühlingserwartenden Wanderer oder Heilpflanzensammler entgegensehen.

Die Vorliebe des Huflattichs für feuchte, lehmige und sandige Standorte ist offensichtlich. Man findet ihn denn auch vorwiegend an sonnenbeschienenen Wegrändern, in Kiesgruben, an Bach- und Flussufern.

Die bereits früh im März hervorstossenden Blüten sind nur von kurzer Lebensdauer. Schon nach wenigen Tagen sind sie verwelkt, und erst dann kommen die Blätter hervor. Gerne werden diese verwechselt mit jenen des Pestwurzes. Die Huflattichblätter sind jedoch viel kleiner, mit vielen Ecken und auf der Unterseite mit weiss-filzig-haarigem Überzug und grüner Oberseite.

Im Volksmund hat der Huflattich viele Namen, je nach Landesgegend immer wieder verschieden: Teeblümchen, Zeitröschen, Märzeblume, Brandlattich, Hitzeblätter, Rosshub oder Eselshub usw. Der lateinische Name «Tussilago farfara» lässt sich ableiten von tussis = Husten, far = Mehl und fero = ich trage. Der deutsche Name dürfte sich wohl aus der Blattform ergeben haben, welche wirklich die Form eines Pferdehufes aufweist. Weil die Blüte vor den Blättern erscheint, ist auch die Bezeichnung «Sohn vor dem Vater» (filius ante patrem), wie das in alten Kräuterbüchern zu lesen ist, gut verständlich.

Blüten und Blätter enthalten als wirkungsvolle Inhaltsstoffe Schleim, Bitterstoffe, ätherische Öle und Gallussäuren. Diese Wirkstoffe machen wir uns zu eigen und verwenden Blüten und Blätter als schleimlösend, reizmil-

dernd und entzündungswidrig wirkende Pflanzenteile für Aufguss bei Erkrankungen der Atmungsorgane, bei Husten, Verschleimung und Katarrh. Besonders in chronischen Fällen von hartnäckigem Husten trinke man morgens vor dem Frühstück und abends vor dem Schlafengehen je 1 Tasse eines Aufgusses von Huflattichblüten, mit Honig gesüsst.
Der Saft aus Huflattichblättern, mit verdünntem Honig vermischt, ist als reinigende Frühjahrskur sehr zu empfehlen.
Eine Inhalation von Huflattichblätterdampf (durch den Mund eingeatmet) bringt Linderung bei schwerer Atmung und Brustenge.
Frische, zerstossene Blätter aufgelegt, lindern rasch Entzündungen der Haut.

Grossmutters Rezepte

Blütenaufguss

1 Teelöffel voll Blüten mit einer Tasse kochendem Wasser übergiessen und kurz ziehen lassen. Dann filtrieren, mit Honig süssen und schluckweise trinken.

Huflattichgratin

4 Handvoll Huflattichblätter und 3 Handvoll Brennesselblätter gut waschen und in Wasser kurz aufkochen. Grob schneiden und in eine Gratinplatte legen, nach Geschmack würzen.
250 g Quark und 2 Eier gut verrühren, mit Curry, Paprika, Muskat und Pfeffer würzen und über das Blattgemüse giessen. Etwas Käse darüberstreuen und im Backofen während 45 Minuten überbacken.

Halsschmerzen, Mandelentzündung, Heiserkeit, Angina

Die Mund- und Rachenhöhle ist in gesundem Zustand mit Bakterien dicht besiedelt. Diese bilden auf der Schleimhaut eine Art Schutzschicht. Wenn nun krankmachende Keime durch Essen, Trinken oder Atmen in Mund und Rachen gelangen oder wenn die Schleimhäute gereizt werden durch Rauch oder Alkohol, kann das zu Erkrankungen führen.
Meist verspürt man zunächst ein Stechen im Hals, es entstehen immer schlimmer werdende Schluckbeschwerden, und die Mandeln sind gerötet und meist geschwollen. Diese Beschwerden können sich noch verstärken, und es entstehen Heiserkeit und Angina.

- *Zwiebelsaft* einnehmen: eine Zwiebel fein schneiden, mit wenig Wasser kochen, etwas Bienenhonig dazugeben und stündlich 1 Esslöffel voll einnehmen.
- Einige getrocknete Vogelbeeren im Mund gut einspeicheln, kauen und den Saft schlucken.
- *Gurgeln* mit Abkochung von *Vogelbeeren* oder mit *Salbeitee* oder mit einem Teelöffel voll *Glycerin* in 1 Glas warmem Wasser.
- Mit einem mit Kampfergeist getränkten Wattebausch die geröteten Stellen im Rachen 3mal täglich betupfen. Dazu mehrmaliges Gurgeln mit Salzwasser.
- *Umschläge mit Kräuterpulver:* 1 Esslöffel Leinsamen- oder Bockshornkleemehl wird zusammen mit einer Handvoll Eibischwurzeln in 3 l Wasser während längerer Zeit gekocht und dann zu einem Brei verstossen. Auf ein Leinentuch streichen und um den Hals binden. Dazu öfters mit Salbeitee gurgeln.
- Umschläge mit einer Mischung von Lehm und Essig, warme Zwiebelauflagen oder Fussbäder mit einem Zusatz von Asche und Salz leiten alle den Säfteandrang vom Hals weg und bringen so Erleichterung.

Husten und Bronchitis

Als Ursache kommen in erster Linie Erkältungen, dann aber auch das Einatmen von Rauch, Abgasen und trockener Zimmerluft in Frage. Der Husten ist eine reflektorische Reaktion, ein eigentlicher Schutzmechanismus, welcher dazu beiträgt, die Luftwege von Staub, Schleim und Fremdkörpern freizuhalten. Bei vielen Erkrankungen der Atemwege, vor allem der Luftröhre und Bronchien, bildet sich Schleim, welcher in einer Gegenreaktion (Hustenreflex) aus dem Organismus hinausbefördert werden muss.

Rezepte zur Herstellung von Hustenmitteln

Für innerlichen Gebrauch:

Gegen Husten aller Art:

- Einige schwarze Rettiche raspeln und lagenweise je eine Schicht Rettich und eine Schicht Kandiszucker in ein Gefäss füllen. Nach einigen Stunden bildet sich ein Sirup, von dem 3–5mal täglich je 1 Esslöffel voll eingenommen wird.

- Man höhlt einen grossen schwarzen Rettich aus, füllt ihn mit fein zerstossenem Kandiszucker, legt diesen in eine Pfanne und erhitzt im Backofen so lange, bis sich der Kandiszucker mit dem Rettichsaft vermischt hat. Besonders Kinder mögen diesen Rettichsirup als bekömmliches Hustenmittel.

- Bei chronischer Verschleimung werden einige Feigen und ein Büschel Waldmeister in Kartoffelbranntwein eingelegt. Nach einigen Tagen werden davon 4mal täglich 5 Tropfen in etwas Hustentee eingenommen.

- Zwiebelhustensirup:
  350 g Birnendicksaft
  500 g frische Zwiebeln
  ½ l Wasser
  5 Esslöffel Bienenhonig
  Die Zwiebeln mit der Schale fein schneiden, mit Birnendicksaft und Wasser gut kochen, bis ein dickflüssiger Sirup entsteht. Anschliessend den Honig beifügen. Bei Husten und Katarrh mehrmals täglich ein Likörgläschen voll trinken.

- Meerrettichsirup
  5 g Lindenblüten
  5 g Wollblumen
  10 g Holunderblüten
  10 g Spitzwegerichblätter
  10 g Tausendgüldenkraut
  250 g frische Meerrettichwurzeln
  1 l Weisswein
  Den frisch geraspelten Meerrettich mit allen andern Zutaten mischen und zwei Tage im Weisswein ziehen lassen. Dann abpressen, filtrieren und den Saft mit gleich viel Zucker während einiger Minuten kochen und noch heiss in Flaschen abfüllen. Bei Husten und starker Verschleimung 3–4mal täglich 1 Likörglas voll trinken.

- Honigwein
  1 kg Bienenhonig
  je 1 Messerspitze Zimt und Nelken
  werden zusammen mit 8 l Wasser leicht gekocht. Von Zeit zu Zeit abschäumen, bis das Ge-

tränk klar ist. Dann in ein Fass oder einen steinernen Krug leeren, zudecken und vergären lassen. Danach in verschlossenen Flaschen aufbewahren und erst nach weiteren 3 Wochen gebrauchen. Bei Husten und Verschleimung 2–3mal täglich 1 Gläschen davon trinken.

Für äusserlichen Gebrauch:

- Zwiebelwickel
- Kartoffelauflagen
- Schmierseifenanwendungen:
  Besonders bei schwächlichen Kindern sei als unterstützende Kur folgende Anwendung empfohlen:
  Einreiben mit reiner Schmierseife:
  1. Tag linkes Bein
  2. Tag rechtes Bein
  3. Tag linker Arm
  4. Tag rechter Arm
  5. Tag Rücken
  6. Tag Brust
  7. Tag Vollbad

Grippe

Grippe ist eine leicht ansteckende, meist fieberhafte Infektionskrankheit, die von Grippeviren ausgelöst wird. Den Beginn einer Grippe spürt man schon einige Tage zum voraus – man fühlt sich nicht wohl, hat keine Energie, ist missmutig und gereizt. Meist treten Entzündungen der Atemwege, Schnupfen, Husten und Heiserkeit, Fieber und ähnliche Symptome gleichzeitig auf. Normalerweise sinkt das Fieber nach 3 Tagen ab, die eigentliche Ausheilung der Grippe kann aber noch einige Tage andauern.

- Grippetee:
  Goldrute, Schliessgraswurzeln, Wiesengeissbart, Holunderblüten, Salbei, Angelikawurzeln und Stechpalmen werden zu gleichen Teilen gemischt. Mit dieser Mischung wird ein Absud zubereitet, von dem täglich 1 Liter schluckweise getrunken wird. Dadurch wird der Körper zum Schwitzen und vermehrtem Wasserabgang angeregt. Bei schlechtem Harnabgang trotz Teekur macht man Heublumenkompressen auf die Blasengegend.
- Aufsteigendes Bad zur Unterstützung der Schwitzkur:
  Man beginnt das Vollbad bei einer Temperatur von 35/36 °C und mischt langsam, bis zum Erreichen von 40 °C, warmes Wasser dazu. Dauer des Bades 5–10 Minuten.

Schnupfen, Nebenhöhlenentzündung

Der akute Schnupfen ist eine Entzündung der Nasenschleimhaut und beginnt meist mit kräftigem Niesen. Als Ursache kommen u.a. kalte, nasse Füsse sowie das Einatmen von Staub, Rauch und giftigen Dämpfen in Frage.

Die entzündeten Schleimhäute sind geschwollen und sondern eine wässrig-schleimige Flüssigkeit ab. Ist die Schwellung gross, so kommt es zur Behinderung der Nasenatmung. Es entsteht ein Druck im Kopf, die Augen tränen, und oft besteht leichtes Fieber. Die Geruchs- und Geschmacksempfindungen sind oft beeinträchtigt.
Bei ungenügender Ausheilung eines gewöhnlichen Schnupfens können Nebenhöhlenentzündungen (Stirn- oder Kieferhöhle) entstehen. Verdächtige Zeichen dafür sind einseitiger Schnupfen, klopfender Schmerz im Oberkieferbereich oder über den Augen.

- Quarkauflage
  Diese Kompresse während 10 bis 15 Minuten auf die betreffende Stelle (Stirn- oder Kieferhöhlebereich) legen und nach 2 Stunden erneuern. Um die Wirkung zu steigern, kann dem Quark noch 1 Esslöffel voll frisch geraspelter Meerrettich beigemischt werden.

- Ingwerkompresse
  Eine solche Kompresse auf die entsprechende Stelle legen und mit einem Tuch überdecken. Nach Abkühlung der Kompresse wird erneuert, und zwar so lange, bis sich die Haut etwas rötet. Diese Prozedur wird während 10 Tagen jeden Abend wiederholt.

- Salzauflage
  Ein Leinensäcklein wird mit gewöhnlichem Kochsalz gefüllt und auf der elektrischen Kochplatte erwärmt (nicht zu heiss!). Auf die Stirne legen, bis das Säcklein abgekühlt ist. Mehrmals wiederholen.

- Bei Schnupfen hilft auch das Aufziehen von lauwarmem Salzwasser durch die Nase. Gleichzeitig können Senfmehl- oder Leinsamenmehlkompressen über den Backenknochen gemacht werden.

- Oder versuchen Sie es einmal mit einem warmen Fussbad von 8 Minuten Dauer mit Zusatz von Heublumen und einer Handvoll Kochsalz.

- Ein hilfreiches Getränk bei Schnupfen:
  1 frisches Eigelb mit 2 Teelöffel fein zerstossenem Kandiszucker zu Schaum schlagen. Unter ständigem Umrühren 1 Glas heisse Milch dazugiessen. Abends vor dem Schlafengehen schluckweise trinken.

Allgemein gilt:

Bei jeder Behandlung ist darauf zu achten, dass die Verdauung gut funktioniert und keine Verstopfung vorhanden ist.

Erkältungen

Bei Schnupfen und grosser Kälte begebe man sich nicht von der Wärme der Wohnung an die Kälte, sondern bewege sich zuvor, wenn möglich in ungeheiztem Raum.

Gegen Erkältung und Katarrh helfen folgende Mittel:

- 6 ungespritzte Äpfel ungeschält zerschneiden, mit ca. 1 l kochendem Wasser übergiessen, dann 50 g Bienenhonig und den Saft von 2 Zitronen dazugeben. Eine Stunde stehenlassen, abgiessen und mehrmals täglich davon trinken.
- *Erkältungstee:*
  Eingeweichte Hagebuttenkerne und gleiche Menge Zinnkraut 15 Minuten kochen. Diesen Absud über eine Handvoll Lindenblüten giessen und 3 Minuten ziehen lassen. Dieser Tee hilft bei allen Arten von Erkältungskrankheiten.
- Zur Stärkung der körpereigenen Abwehrkräfte und zur Vorbeugung gegen Erkältungskrankheiten empfiehlt es sich, im Oktober und November eine Teekur zu machen. Dabei trinkt man täglich schluckweise 2–3 Tassen Tee aus folgender Kräutermischung:

100 g Brennesselblätter
60 g Schafgarbe
40 g Johanniskraut
80 g Birkenblätter
40 g Salbei
20 g Malvenblätter (Käslikraut)
20 g Ringelblumen

Heuschnupfen

Heuschnupfen ist eine allergische Krankheit, die durch Überempfindlichkeit der Nasenschleimhaut gegen Pollen (Blütenstaub) entsteht. Dieser Pollen verursacht auf der Nasenschleimhaut ein Jucken, welches einen Niesanfall auslöst. Augen und Nasenflügel werden durch Entzündungen mitbefallen. Als vorbeugende Massnahme ist es ratsam, bereits im Januar mit einer Teekur aus folgenden Kräutern zu beginnen:
1 Prise Salbei
1 Prise Thymian
1 Prise Pfefferminz
1 Prise Lindenblüten
pro Tasse.
Trinken Sie täglich 2–3 Tassen davon, und der Erfolg wird nicht ausbleiben.

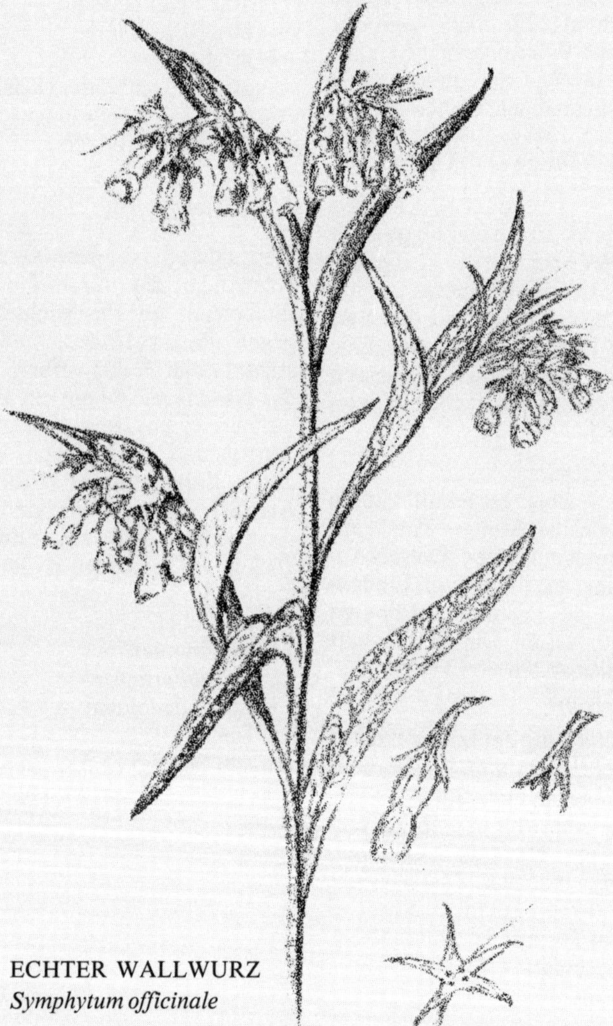

ECHTER WALLWURZ
Symphytum officinale

Rheuma und Arthritis

Wallwurz

Beinwell, Schwarzwurz oder Comfrey, wie diese Heilpflanze auch genannt wird, hat eine vielseitige Verwendung. Dank ihrem medizinischen Wert brauchen wir sie zu Heilzwecken, im Bio-Garten wird sie geschätzt wegen ihrer Düngekraft, und in der Küche dient sie uns noch als willkommenes Wildgemüse.

Der vorwiegend in der Wurzel vorhandene Wirkstoff Allantoin macht die Wallwurz zum unersetzlichen natürlichen Heilmittel bei Gelenkerkrankungen wie Arthritis und Arthrose, bei Knochenbrüchen, Quetschungen, Bluterguss und Bandscheibenschäden. Dabei dient uns vor allem der aus der Wurzel gewonnene Saft für Umschläge, aber auch zur Unterstützung der Heilung zum innerlichen Gebrauch. In der ganzen Pflanze sind als weitere Wirkstoffe Eiweiss, beachtliche Mengen von Calcium, Phosphor, Eisen und verschiedene Vitamine sowie Schleim und Gerbstoff enthalten.

Bei der Wundbehandlung hat Wallwurz die spezielle Eigenschaft, abgestorbenes Gewebe zu entfernen und die Gewebserneuerung zu fördern. Als Salbe brauchen wir sie bei Hautgeschwüren, Gesichtsrose, rheumatischen Muskelveränderungen, Hautverhärtungen und Narbenschmerzen. Innerlich hilft der Saft oder Tee bei Magenkatarrh, Magenschleimhautentzündung, bei Sodbrennen und Darmentzündungen.

Wallwurz oder Beinwell ist eine winterharte mehrjährige Pflanze, die zeitig im Frühjahr austreibt. Die Blätter sind zungenförmig, mit rauhen, borstigen Haaren dicht überzogen. Wegen ihres schnellen Wachstums erreicht der Blütenstengel bald eine Höhe von bis zu 1 m. Die violettblauen, weissen oder manchmal gelben Blüten haben eine röhrenartige Form und blühen von Mai bis August.

Die bis 5 cm dicken Wurzeln haben eine schwarzbraune Haut und sind innen weiss und schleimig saftig. Im tiefgründigen Boden dringen diese metertief ins Erdreich. Beliebte Standorte der Wallwurz sind saure, kalkhaltige und feuchte Böden, an Wegrändern, Rainen oder Waldrändern.

Die Wurzeln graben wir entweder im Frühjahr vor dem Austrieb aus oder im Herbst, wenn die Blätter zu welken beginnen und uns anzeigen, dass

sich die Pflanze für den Winter vorbereitet und all ihre Wirkstoffe wieder in der Wurzel sammelt.
Die Blätter dienen im Garten als gehackte Bodenbedeckung, als Jauche oder als Zusatz zur Brennesseljauche und zur Kompostbereitung. Zu diesen Zwecken kann eine Wallwurzstaude 4–5mal pro Saison geschnitten werden. Sie liefert dabei jedesmal wertvolles Material für den biologischen Gartenbau.

Grossmutters Rezepte

Tee

Die getrocknete Wurzel bei Verdauungsbeschwerden, Magenkatarrh, Durchfall. 1 Teelöffel voll Wurzeln mit einer Tasse kochendem Wasser übergiessen, einige Minuten stehenlassen und schluckweise trinken.

Wildgemüse

Eine Handvoll junge Blätter zusammen mit Brennesseln fein gehackt wie Spinat zubereiten.

Wallwurzsalbe

250 g frische Wallwurz (Wurzeln und Blätter) mit 250 g Olivenöl während 20 Minuten leicht kochen.
70 g Bienenwachs schmelzen und den gekochten und filtrierten Ölabsud unter ständigem Umrühren portionenweise hineingeben.

Rheumatische Beschwerden, Gelenkschmerzen, Arthritis

Diese häufig vorkommenden Beschwerden machen sich bemerkbar durch heftige Schmerzzustände in den Muskeln und in den Gelenken. Meist besteht auch noch Fieber, wobei dann einzelne oder sogar mehrere Gelenke anschwellen. Es zeigen sich entzündliche Rötungen, und es kann bis zu einer Gelenkversteifung kommen. Erkältungen bei feuchter Witterung mit Durchnässung des Körpers, Zugluft, aber auch Ernährungsfehler und Überbeanspruchung sind auslösende Faktoren.
Eine Voraussetzung für eine wirksame Heilung ist das unbedingte Ausschalten von Störfeldern und Krankheitsherden.

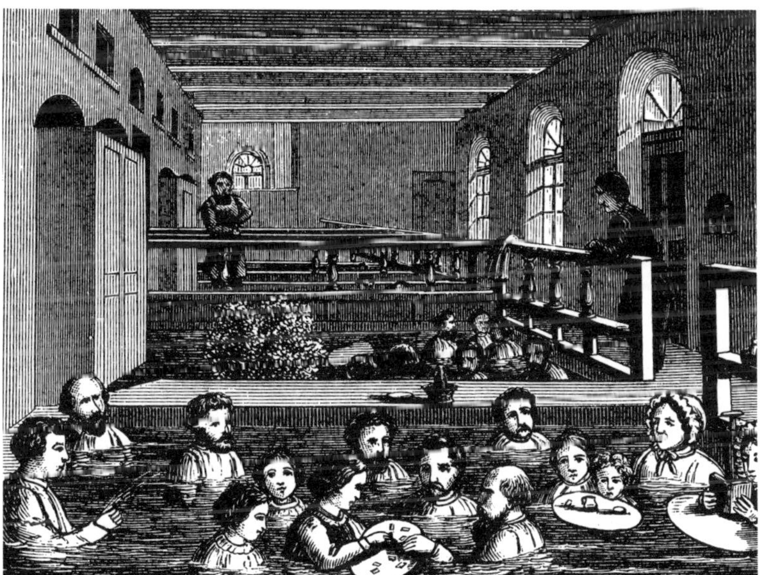

Rheumaschmerzen

- Man füllt in ein Leinensäcklein je eine Handvoll getrocknete Kamillenblüten, Schafgarben- und Pfefferminzblätter. Dieses taucht man während 2–3 Minuten in heisses Wasser, drückt es leicht aus und legt es auf die schmerzende Stelle.
- Grobes Salz (Meersalz oder rohes Salinensalz) in einer Pfanne ohne Fett oder Öl rösten, in ein Säcklein füllen und noch warm auflegen.
- Einen Sack mit frisch gepflückten und sofort getrockneten Birkenblättern füllen und das rheumageplagte Glied während einer Stunde hineinstecken.
- Eine Handvoll Rosskastanienblüten kleinschneiden, mit einem halben Liter 90prozentigem Feinsprit in eine Flasche geben und während drei Wochen hinter dem Fenster an der Sonne stehenlassen. Nachher abgiessen und damit die schmerzenden Stellen einreiben.
- Ein Leinen- oder Baumwollkissen mit gedörrtem Farnkraut oder Bärlapp füllen und die ganze Nacht mit der schmerzenden Stelle darauf liegen.
- Kräuterbäder sind besonders gut bei Rheuma und Gicht. Es werden ca. 250 g von untenstehender Kräutermischung mit 2–3 l Wasser während 5–10 Minuten gekocht, dann durchgesiebt und dem Vollbad zugesetzt. Ein Kräuterbad dauert zu Beginn 20 Minuten und wird während der Badekur langsam gesteigert bis zu 50–60 Minuten. Folgende Kräuter werden zu gleichen Teilen gemischt: Farnkraut, Arnika, Basilikum, Thymian, Wacholderspitzen, Föhrennadeln, Heublumen, Farnwurzeln und Brennesseln.
  Nach dem Bad werden die schmerzenden Stellen mit folgender Mischung leicht eingerieben: Kampfer-, Johannis-, Bilsenkrautöl zu gleichen Teilen.

Gelenkrheuma und Gelenkschmerzen

- Zwiebelauflagen auf die betreffenden Gelenke ziehen die schädlichen Krankheitsstoffe heraus. Bei gleichzeitigem Fieber wird der Patient in ein nasses Leintuch gewickelt, und es wird ihm während längerer Zeit absolute Bettruhe verordnet.

- Junge Farnkrauttriebe, die noch aufgerollt sind, werden in die Schuhe gelegt. Nach 8 Tagen kann sich die Haut an den Fersen und Fusssohlen und zwischen den Zehen leicht schälen. Gleichzeitig verschwinden auch die Schmerzen.

- Mit einem Umschlag mit Speisequark kann man besonders bei entzündlichen Schwellungen gute Besserungen erzielen.

- Ein altes Rezept wird im Emmental noch heute mit gutem Erfolg angewendet: Man legt ein ganzes Ei (mit der Schale) in 2 dl Weinessig und lässt dieses 4 Tage stehen. Anschliessend mit einem Schwingbesen gut verrühren und 2 dl reines Terpentinöl beigeben. Wiederum 2 Tage stehenlassen, dann gut durchschütteln und die schmerzenden Gelenke täglich 2–3mal während 3 Monaten damit einreiben.

Geschwollene Gelenke und Glieder

- Zur Entwässerung von geschwollenen Gelenken und Gliedern hilft ein Buchweizen-Pflaster sehr schnell. Dabei wird gemahlener Buchweizen mit heissem Wasser zu einem Brei gerührt, auf die betreffende Stelle aufgetragen und mit einem Tuch gut eingebunden.

- Steinklee-Pflaster gegen Gelenkschwellungen wird wie folgt hergestellt:
  50 g Salmiak
  100 g venezianisches Terpentin
  400 g gelbes Wachs
  200 g Olivenöl
  200 g Kolophoniumpulver
  300 g Steinkleepulver
  20 g Wermutpulver
  20 g Kamillenblütenpulver
  20 g Lorbeerpulver
  Wachs und Kolophonium werden auf dem Wasserbad zusammen geschmolzen. Das Olivenöl und die Mischung von Salmiak und venezianischem Terpentin hineinrühren und anschliessend die verschiedenen Kräuterpulver dazugeben und gut vermischen. Von dieser Paste gibt man auf ein Tuch ca. ½ cm und legt dieses auf das betroffene Gelenk. Einige Stunden einwirken lassen und dann erneuern.

- Baunscheidt-Öl zum Einreiben
  500 g Olivenöl
  25 g Euphorbium-Pulver
  15 g Canthariden-Pulver
  Alles zusammen gut mischen, 4 Tage an einem warmen Ort stehenlassen, dann filtrieren.

Gliederschwäche

- Bei Gliederschwäche werden 2–3 Handvoll getrocknete Schafgarbeblüten zusammen mit ½ l Franzbranntwein mit Salz gemischt und in einer Flasche während 8 Tagen an warmem Ort stehen gelassen. Nachher abfiltrieren und die Glieder damit einreiben.

- Ein anderes Rezept ebenfalls gegen Gliederschwäche: Man füllt erhitzten Sand in einen Sack, steckt das kranke Glied (Arm, Bein) hinein und lässt einige Zeit die Wärme einwirken.

Leichte Gelenkschmerzen

Gegen leichte Gelenkschmerzen vor allem nach längeren Wanderungen hilft ein Umschlag mit zerquetschten Baumtropfenblättern (Geissfuss oder Giersch), der über Nacht einwirken soll.

Arthritis

Für äusserliche Anwendung:

- 10 g Perubalsam
  5 g Lavendelöl
  5 g Nelkenöl
  5 g Rosmarinöl
  500 g Franzbranntwein mit Salz
  werden zusammen gemischt und die mit Arthritis befallenen Stellen damit eingerieben.

- Fuss-, Hand-, Arm- oder Beinbäder mit schwarzer Melasse. Dabei werden ca. 3 Esslöffel voll Melasse pro Teilbad im Badewasser aufgelöst. Das Bad dauert etwa 20 Minuten. Nach dem Bad die Gelenke mit Olivenöl einreiben.

Arthrose

Die Arthrose ist eine typische Abnützungs- und Alterserscheinung. Übergewicht und damit die grössere Belastung der Gelenke, aber auch berufliche Überlastung (Schwerarbeiter) begünstigen ein Fortschreiten dieses Leidens. Durch Wucherungen und Auswüchse in den Gelenken kommt es zu knarrenden, schmerzenden Reibungen bei Bewegung. Besonders an Händen, Füssen und Knien kommt es zur Herabsetzung der Gelenkbeweglichkeit.

Äusserliche Anwendungen:

- Die mit Arthrose befallenen Stellen zweimal täglich mit Rizinusöl einreiben. Leicht massieren, bis das Öl vollständig eingedrungen ist.

- Wallwurzsalbe
  30 g gehärtetes Erdnussfett
  5 g Mandelöl
  10 g gelbes Wachs
  10 g Wallwurzextrakt
  3 g pflanzliche Wundtinktur
  Erdnussfett und Bienenwachs auf dem Wasserbad schmelzen. Mandelöl und Wallwurzextrakt dazugeben und zuletzt die Wundtinktur hineinrühren. Mit

dieser Salbe täglich zweimal einreiben und mit einem Tuch überdecken.

Innerliche Anwendung:

Man ersetzt einen Teil der täglichen Mahlzeiten durch Haferschleim oder Haferschleimsuppe. Diese Kur muss über längere Zeit gemacht und vom schmerzfreien Zeitpunkt weg nochmals 3–4 Monate weitergeführt werden. Später soll man diese Kur jährlich zweimal während 1–2 Monaten wiederholen.

Gicht

Diese Stoffwechselkrankheit entsteht bei ungenügender Ausscheidung von Harnsäure. Damit entsteht eine Übersäuerung im Körper, und die Harnsäure lagert sich in Form von Salzen in den Gelenken ab. Mit der Zeit entstehen Gichtknoten (speziell an Fingern und Ohren) und Gelenkdeformationen, und es können heftig brennende Schmerzen entstehen. Die Haut über diesen Stellen ist heiss und entzündlich rot verfärbt. Um solche Erscheinungen zu verhüten, sollen *folgende Regeln* beachtet werden:

- Meiden von langem Stehen auf nassen und kalten Böden.
- Sich schützen vor Erkältung und Durchnässung.
- Anregen der Nieren-, Blasen- und Lebertätigkeit durch Tee und Tropfen, dazu herzstärkende Präparate.
- Wenig oder kein Fleisch, weder Bier noch kohlensäurehaltige Getränke, keine Hülsenfrüchte, Verzicht auf Eier und Käse.
- Dagegen viel natronhaltige Speisen wie Erdbeeren, Kirschen, Himbeeren, Trauben, Löwenzahn, Spargel, Rettich, Karotten, Brennesseln und Zinnkraut (als Tee, Saft oder auch als Gemüse).
- Warme Bäder mit Fichten- oder Farnzusatz.
- Zum Einnehmen macht man eine Mischung von 40 g Milchsäure und gleichviel destilliertem Wasser. Von dieser Lösung wird 1 Teelöffel in ¼ l Wasser hineingerührt und den ganzen Tag über schluckweise davon getrunken.

Die Empfehlung, gefunden in einem alten Buch, die magische Kräfte heraufbeschwören sollte, dürfte heute wohl nur noch zur Erheiterung dienen: Man schneidet dem Gichtkranken Zehennägel und Beinhaare ab. In eine starke, mächtige und gesunde Eiche bohrt man ein Loch und stopft diese abgeschnittenen Teile hinein. Nun wird das Loch verschlossen mit einem Spund, der aus dem gleichen Eichenholz geschnitzt wurde. Nun zieht die Kraft der Eiche dem Kranken die Gicht aus dem Körper.

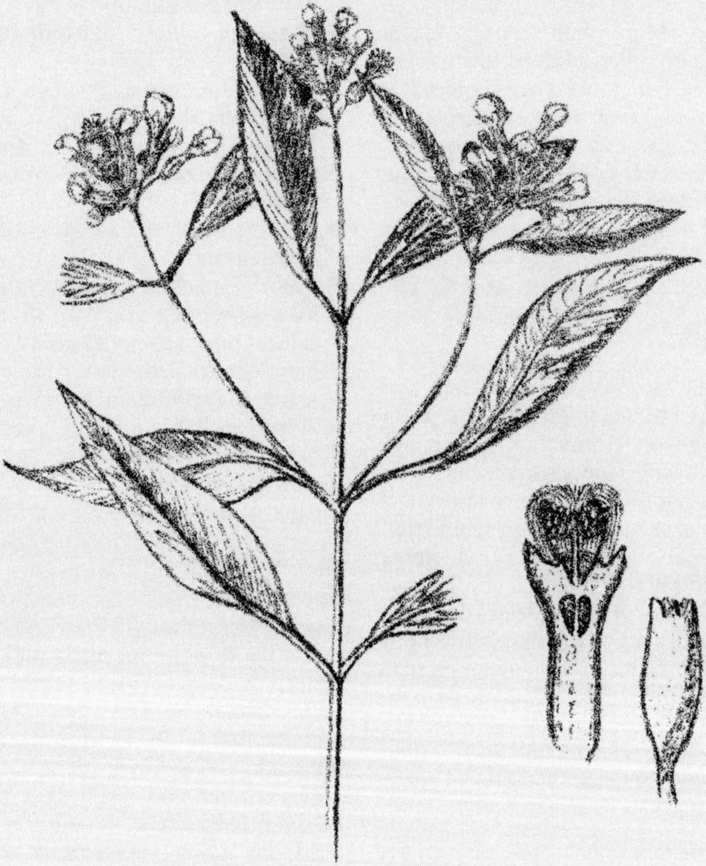

GEWÜRZNELKENBAUM
Caryophyllus aromaticus

Zähne

Gewürznelke

Gewürznelken sind weder Früchte noch Samen, sondern Blütenknospen, welche, kurz bevor sie sich öffnen, geerntet werden. Diese Knospen sind hellrot und erhalten durch eine spezielle Behandlung mit Abbrühen, Räuchern und Trocknung an der Sonne die uns bekannte braune Farbe.

Der Gewürznelkenbaum wird bis 12 m hoch und ist eine Pflanze des tropischen Küstenklimas. Die Blätter sind immergrün und lederartig. Aus der Blüte entwickelt sich eine dunkelrote Beere mit 1–2 Samen.

Bis ins späte Mittelalter war diese Pflanze wenig verbreitet und nur auf den Molukken beheimatet. Von den damaligen Inselbesitzern, den Portugiesen, wurde streng darauf geachtet, dass keine Pflanze von der Insel weggeführt werden konnte. Erst vor etwa 200 Jahren gelang es, auf einigen Inseln im Indischen Ozean solche Kulturen anzulegen. Heute sind die Inseln Sansibar und Pemba die grössten Produzenten, aber die Erzeugnisse von Madagaskar sind die qualitativ wertvollsten. Die Aufzucht gelingt nur mit ganz frischen Samen. Die Sämlinge brauchen dann 3–4 Jahre, bis sie verpflanzt werden können, und nur vom 6. bis zum 12. Jahr sind volle Erträge zu erwarten, während wildwachsende Bäume bis zu 75 Jahre alt werden, jedoch bedeutend weniger aromatische Blütenknospen liefern.

Gewürznelken enthalten sehr viel ätherisches Öl mit dem bekannten Wirkstoff Eugenol, welcher als Grundstoff für viele pharmazeutische Präparate dient und auch in der Zahnheilkunde Verwendung findet. In vielen Magenmitteln, Mundwassern und Zahnpasten, aber auch in der Parfum- und Likörindustrie und natürlich als bekanntes Gewürz finden die Gewürznelken oder Nägelein, wie sie auch genannt werden, eine vielseitige Verwendung. Feinste Lebkuchengebäcke und Pfeffernüsse, Glüh- und Gewürzweine erhalten das spezielle Aroma davon.

Aufbewahren soll man Gewürznelken in Porzellan- oder Glasgefässen, nie in Blechdosen, da diese rosten und die Nelken dann blauschwarz werden. Schon öfters sind Verfälschungen angetroffen worden. Dabei handelt es sich um Nelken, die bereits entölt, d.h., denen das ätherische Öl entzogen worden ist. Solche Nelken sind von dunkelbrauner Farbe und schwimmen, wenn man sie in eine Schüssel voll Wasser legt.

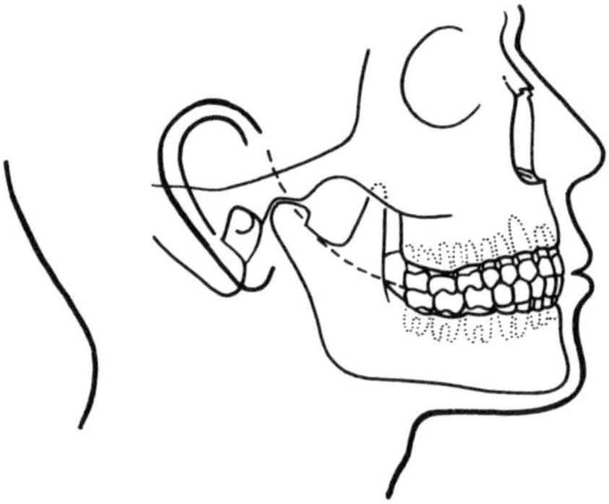

Die 32 Zähne des bleibenden Gebisses sind mit kräftigen Wurzeln im Kiefer verankert. Sie fügen sich im Ober- wie im Unterkiefer zu einer lückenlosen Reihe zusammen. Beide Zahnreihen sind seitlich gegeneinander etwas versetzt. Die geschlossene Form des Gebisses ist weniger für das Kauen als für das Sprechen von Bedeutung. Das Erwachsenengebiss entsteht zwischen dem 6. und 24. Lebensjahr und enthält auf jeder Seite oben und unten je 8 Zähne.

Allgemeine Rezepte

Zahnschmerzen, Zahnpflege

Durch Entzündung des Zahnfleisches oder der Wurzelhaut der Zähne können Schmerzen entstehen. Aber auch durch die weitverbreiteten Übel Zahnkaries und -fäulnis werden die Zahnnerven stärker gereizt, die dann mit Schmerzen reagieren.
Durch richtige Zahnpflege kann in den meisten Fällen vorgebeugt werden, so dass nicht nur keine Schmerzen plagen, sondern ein gesundes Gebiss auch noch wesentlich zur Erhaltung einer gesunden Verdauung beiträgt.

Zahnreinigungspulver

- Gereinigtes Holzkohlenpulver und Ratanhiawurzelpulver werden zu gleichen Teilen gemischt und die Zähne damit täglich zweimal gereinigt.

- 10 g Brennesselasche
  15 g gebrannte, pulverisierte geröstete Gerste zusammen mischen.

Diese Zahnpulver werden zur Zahnreinigung gebraucht. Nachher den Mund gut spülen.

Zahnfleischpulver

Eine ganze Eierfrucht (Aubergine) wird bis zum Verkohlen im Backofen gebacken und dann in einem Mörser pulverisiert. Dazu gibt man ungefähr die halbe Menge Meersalz und verreibt das Ganze zu einem feinen Pulver. Nach dem Zähneputzen wird dieses Pulver in das Zahnfleisch eingerieben. Nicht spülen! Schlucken davon ist absolut ungefährlich. Hilft bei allen Zahnfleischproblemen.

Zahnfleischentzündung

1 Löffel voll Myrrhentinktur in ein Glas warmes Wasser geben und damit öfters den Mund spülen.

Zahnschmerzen

Meist ist der Besuch beim Zahnarzt unumgänglich. Bis zu diesem Zeitpunkt können die Schmerzen mit nachfolgenden Mitteln etwas gelindert werden:

- 100 g Kalmuswurzeln in eine Flasche geben, etwas Trinksprit darübergiessen und während 3 Tagen gut verschlossen stehen lassen. Dann absieben und von der erhaltenen Tinktur einige Tropfen in ein halbes Glas Wasser geben und damit den Mund gut spülen.
- Eine Gewürznelke wird dort zwischen den Zähnen verbissen, wo die Zahnschmerzen auftreten. Den gleichen Zweck erfüllt auch ein Tropfen reines Nelkenöl, am Zahnhals und Zahnfleisch eingerieben. Allerdings kann hier Überdosis gefährlich sein, daher nicht mehr als nur 1 Tropfen anwenden! Dazu macht man kalte Fussbäder von 5–10 Minuten Dauer.
- 1 Teelöffel voll frisch geriebener Meerrettich wird leicht geknetet und auf ein Stück Gaze gebracht, welches hinter dem gegenüber dem Schmerz liegenden Ohr aufgelegt wird.
- In ein kleines Gläschen voll Weintrester rührt man ½ Kaffeelöffel weissen gemahlenen Pfeffer. Mit dieser Mixtur die schmerzende Stelle mindestens 1 Minute lang spülen. Nachher mit wenig warmem Wasser kurz nachspülen.

Loch im Zahn

Aus Salz und etwas Essig oder aus Kochsalz und pflanzlicher Kohle (Birkenkohle, Lindenholzkohle) mit wenig Wasser einen Teig mischen und in den schmerzenden, hohlen Zahn geben. Dazu kalte Fussbäder von 5–10 Minuten Dauer. Diese Prozedur schafft etwas Erleichterung bis zur zahnärztlichen Behandlung.

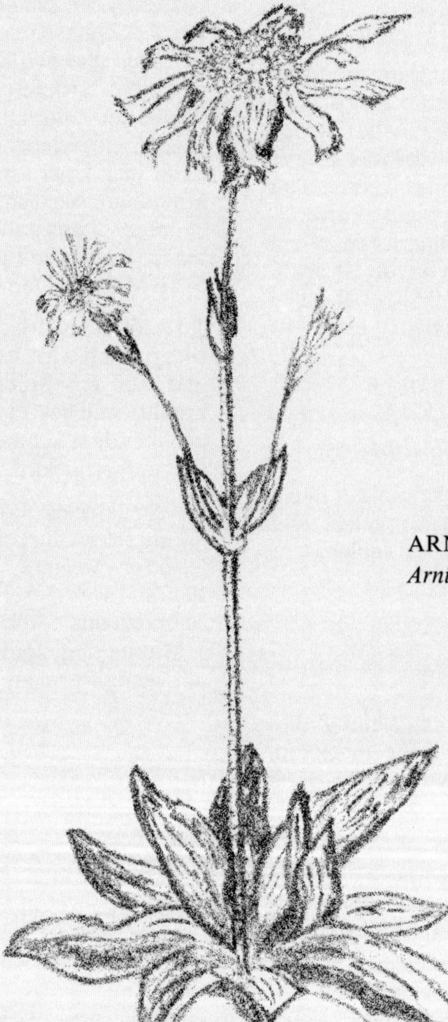

ARNIKA
Arnica montana

Verletzungen

Arnika

Obwohl auch im Flachland über 600 Meter anzutreffen, ist die Arnika eine echte Bergpflanze. Je höher man sie findet, desto aromatischer wird sie. In den Bergen bevorzugt sie sonnige, nicht gedüngte Alpwiesen, kieselhaltigen Boden oder Moorgebiet. Kalk verträgt sie nicht, und wenn sie dennoch im kalkhaltigen Jura anzutreffen ist, dann ausschliesslich auf Boden, wo jeglicher Kalk aus der Wurzelzone der Arnika ausgewaschen wurde. Sie wird bis 60 cm hoch, besitzt einen kriechenden Wurzelstock, aus welchem sich im Frühjahr eine Blattrosette mit längsnervigen Blättern bildet. Vom zweiten Jahr an bildet sich aus der Rosette der aufrechte, haarige Stengel mit dem «margritenartigen» Blütenkopf. Aus dem Blütenboden, der durch den kurzen, behaarten Hüllkelch gehalten wird, treten die orangefarbigen Zungenblütenblätter. Je nach Standorthöhe blüht die Arnika von Juni bis August.

In früheren Zeiten als sehr beliebte Heilpflanze für viele Anwendungen bekannt, geriet die Arnika lange Zeit fast in Vergessenheit. Neueste pharmakologische Untersuchungen bestätigen jedoch die aus Überlieferungen bekannten Heilwirkungen. Als Wirkstoffe sind ätherisches Öl mit Azulen, Gerbstoff und Flavonglykoside verantwortlich. Einmal mehr müssen alle in der Arnika enthaltenen Stoffe als Ganzes für die Wirkung sorgen; niemals sollten Einzelstoffe als Wirkstoffe betrachtet oder angewendet werden. Verwendet werden alle Teile der Pflanze, je nachdem als Tee oder als Tinktur.

Äusserlich angewendet, bleibt Arnika das beste Universalmittel zum Regenerieren des Gewebes bei Quetschungen, Zerrungen, Muskelverletzungen und Blutergüssen. Es werden sofort feuchte Umschläge mit Arnikatinkturverdünnung 1:10 gemacht. Zur späteren Ausheilung helfen Präparate aus der Wallwurz. Auch bei Gelenkentzündungen oder rheumatischen Erkrankungen sind kühle, feuchte Umschläge wie oben beschrieben angebracht und bringen Linderung. Bei Herzflattern, besonders abends im Bett, beruhigen 3 bis 4 Tropfen Arnikatinktur auf ein mit Wasser angefeuchtetes Taschentuch gegeben und auf die Herzgegend aufge-

legt. Als Gurgelmittel zur Durchblutung und Steigerung der lokalen Abwehrbereitschaft der Schleimhaut verwendet man 20 Tropfen Arnikatinktur auf 1 Glas warmes Wasser bei Angina, Heiserkeit und Luftröhrenverschleimung. Bis eine Linderung eintritt, stündlich wiederholen.
Als innerliche Anwendung 1 Teelöffel Arnikablüten pro Tasse mit heissem Wasser übergiessen und kurz ziehen lassen. Davon trinkt man täglich eine Tasse schluckweise als anregendes Mittel bei Alterssklerose, als Nerven- und Kreislaufmittel sowie als gefässkrampflösendes Mittel bei Angina pectoris oder als anregenden Tee bei Atemnot.

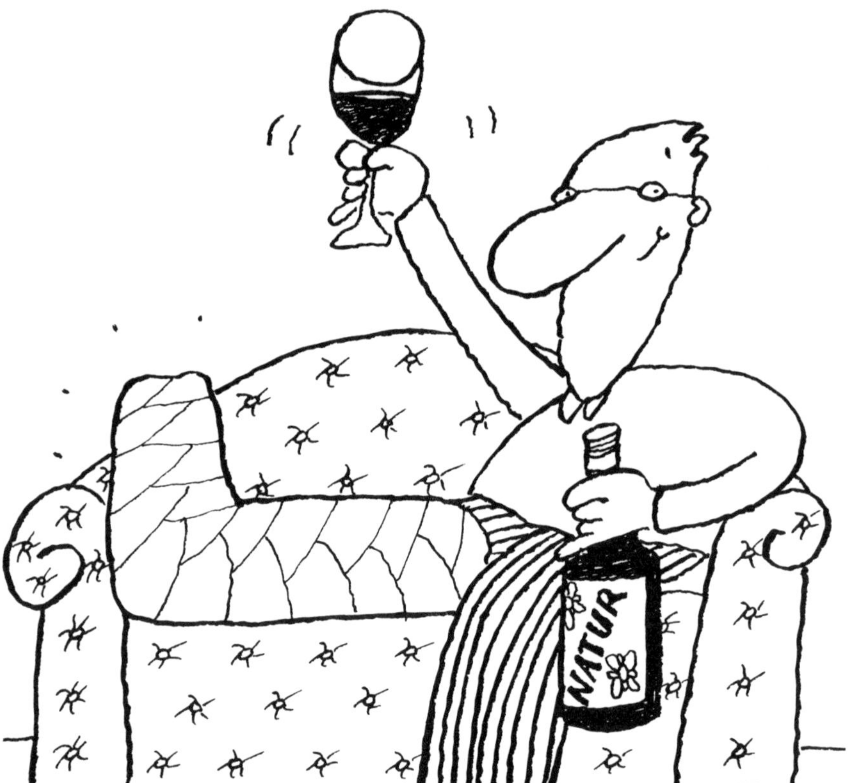

Grossmutters Rezept

Kräutermischung bei hartnäckigen Hautausschlägen:

Täglich morgens und abends waschen mit dem Aufguss von 1 Teelöffel pro Tasse folgender Mischung:

15 g Arnika
20 g Storchenschnabel
30 g Sanikel

Grossmutters Rat zur Stärkung der Stimmbänder:

Täglich gurgeln mit Arnikatinktur (30 Tropfen auf ½ Glas Wasser).

Allgemeine Rezepte

Verstauchung, Verrenkung, Quetschung

Durch Verschiebung bzw. Auskugeln von Gelenken oder durch schmerzhafte Überdehnung der Gelenkbänder bei Überbeanspruchung sowie durch äussere mechanische Gewalt verursachte Schäden entstehen Schwellungen, Blutergüsse und starke Schmerzen bei Bewegung.

- Eichenrinden-Absud
  100 g Eichenrinde in ½ l Wasser während 15 Minuten kochen auf kleinem Feuer. Ein Tuch um die kranke Stelle binden und nun diesen warmen Absud darübergiessen. Diese Prozedur alle 2 Stunden wiederholen.

- Wallwurz-Auflage
  Frisch geschnittene oder geraspelte Wallwurzwurzeln mit einer Binde auf die zu behandelnde Stelle legen und gut einbinden. Über Nacht einwirken lassen und bei Bedarf wiederholen.

- Arnika-Kompressen
  1 Esslöffel voll Arnikatinktur in 1 Glas Wasser geben und die kranke Stelle damit abwaschen und anschliessend damit einen Umschlag auflegen.

- Waschungen mit Weisswein
  Bei Quetschungen und Verrenkungen wird mit kräftigem Weisswein die betreffende Stelle gewaschen.

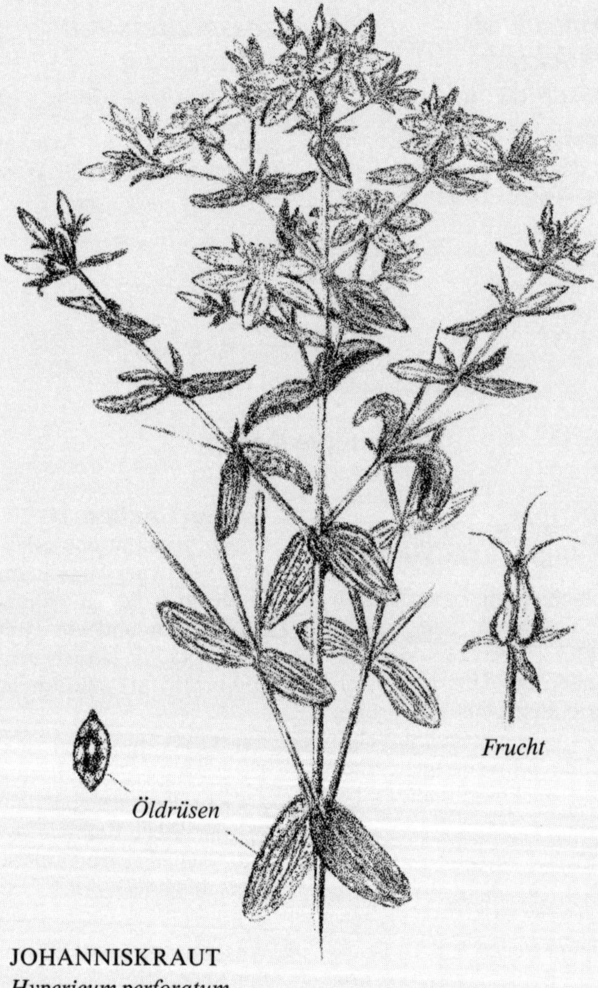

JOHANNISKRAUT
Hypericum perforatum

Sinnesorgane

Johanniskraut

Das Johanniskraut zählt zu den bekanntesten Heilkräutern und wird seit Jahrtausenden als Arzneipflanze geschätzt. Man begegnet ihm an sonnigen Rainen, auf trockenem Urgesteins- oder Kalkböden, auf ungedüngten und nährstoffarmen Wiesen. Es sucht sich nur die sonnigsten Standorte aus und ist eigentlich in ganz Europa verbreitet. Die Blütezeit beginnt um den Johannistag (24. Juni). Dann leuchten die goldgelben Blütensterne, welche zusammen als Trugdolde wie eine Krone die Pflanze zieren, im hellen Sonnenlicht. Zerdrückt man eine einzelne, erst halb geöffnete Blütenknospe zwischen den Fingern, so läuft eine blutrote Flüssigkeit heraus, welche die Haut blauviolett färbt. Dieser rote Saft war der Anlass für viele Sagen und hat der Pflanze eine ganze Reihe von Namen eingetragen, wie: Johannisblut, Blutkraut, Christi Kreuzblut, Männerblut, aber auch Teufelsfuchtel, Herrgottswundkraut, Hexenkraut, Tausendlochkraut oder die heute noch gängige Bezeichnung Hartheu. Die Vielfalt dieser Namen hat auch vielfältige Beziehungen zur Pflanze; so z.B. bei näherer Betrachtung der kleinen, lanzettlichen Blätter: Wenn diese gegen das Licht gehalten werden, kann man viele durchscheinende Punkte entdecken. Es sind Öldrüsen, welche ätherisches Öl und andere Wirkstoffe enthalten. Eine Sage berichtet, dass diese hellen Punkte daher rühren, dass der Teufel, erbost über die Macht dieser Pflanze, alle ihre Blätter mit Nadeln durchstach.

Aus frischen Blüten, eingelegt in Olivenöl, lässt sich ein sehr heilsames Wundöl zubereiten. Dieses wird gebraucht zur Behandlung von Hautverletzungen, Brandwunden, Stich-, Schnitt- und Quetschwunden, aber auch für Einreibungen bei Hexenschuss, Rheuma und Nervenschmerzen.

Viel grösser aber ist die Heilkraft bei innerlichem Gebrauch, vor allem als Tee. Hier ist das auch als «Nervenpflanze» bezeichnete Kraut besonders wirksam bei nervösen Beschwerden, allgemeiner Nervenschwäche, Angst, innerer Unruhe und bei depressiven Zuständen, heute weitverbreiteten Erscheinungen, unter denen viele Leute leiden. Aber schon im Mittelalter kannte man den Wert von Johanniskraut, und es gab kaum ein Kräuterbuch, in welchem nicht von dieser Pflanze geschrieben wurde.

Bei der Anwendung von Johanniskraut muss darauf geachtet werden, dass man sich dabei nicht intensiver Sonnenbestrahlung aussetzt, da der in der Pflanze enthaltene Wirkstoff (Hypericin) bei Sonnenlicht Entzündungen hervorrufen kann. Daher ist die öfters noch angewandte Einreibung als Sonnenschutzmittel nicht zu empfehlen. Besonders blonde, rothaarige und ganz speziell hellhäutige Menschen sollten sich diese Vorsichtsmassnahme zu Herzen nehmen. Man wurde auf diese Tatsache aufmerksam, als bei einer Herde weisser und schwarzer Schafe, die auf der Weide viel Johanniskraut gefressen hatten und dann zur Verdauung an der Sonne lagen, vorwiegend bei den weissen Schafen Hautreizungen festgestellt wurden.
Gesammelt wird das Kraut mit Blüten und Knospen in den Monaten Juni bis August. Zum Trocknen wird es in Büscheln zusammengebunden und in luftigen Räumen aufgehängt. Die getrocknete Droge soll, weil lichtempfindlich, in gut verschlossenen Dosen vor Licht geschützt aufbewahrt werden.

Grossmutters Rezepte

Tee

1 Teelöffel voll geschnittenes Johanniskraut auf 1 Tasse heisses Wasser, kurz aufwallen und einige Minuten ziehen lassen; täglich 2–3 Tassen trinken.

Johannisöl

In eine Flasche mit weiter Öffnung die noch nicht ganz geöffneten Blüten und Blütenknospen geben, Olivenöl darübergiessen, bis leicht bedeckt ist, und 3–4 Wochen an die Sonne stellen, bis das Öl eine tiefrote Farbe angenommen hat. Dann abseihen und in Flaschen aufbewahren. Gegen Magenerkrankungen und Koliken werden täglich 1–2 Teelöffel voll eingenommen.

Aberglauben und Sagen um das Johanniskraut:

In manchen Gegenden Deutschlands durfte das Kraut nur in der Geisterstunde nach dem Johannitag gesammelt werden, da es um Schlag 1 Uhr alle Heilkräfte verlieren würde.
Waren Hexen gefangen, so wurde ihnen vor der Folterung der rote Saft der Johanniskrautblüten eingeflösst, da sie dann die Wahrheit sagen mussten.
Wer um das Johannifeuer tanzte, musste auch einen Kranz von Johanniskraut tragen. Noch heute werden in einigen Gegenden Deutschlands von Kindern Kränze aus Johanniskraut geflochten und diese auf die Hausdächer geworfen, weil sie Segen bringen sollen.

Allgemeine Rezepte

Augenkrankheiten Arzt

Durch Einwirken von Staub, Rauch, aber auch durch Kälte und Wind entstehen Reizungen, die zu Augenentzündungen mit vermehrtem Tränenfluss, geröteten Augen und Augenbrennen führen können. Meistens ist die Bindehaut davon betroffen, welche sowohl den Augapfel als auch die inneren Teile der Augenlider überzieht. Bei Verschlimmerung der Beschwerden ist der Arzt zu konsultieren.

- Augenentzündung: Am Morgen frische Rosenblütenblätter von ungespritzten Rosen pflücken, mit kochendem Wasser übergiessen und einige Minuten zugedeckt ziehen lassen. Nachher absieben, ein Tuch in dieser Flüssigkeit gut benetzen und als Augenkompresse auflegen.

- Entzündete Augen infolge von Überanstrengung (Lesen, Fernsehen usw.): Man füllt ein Glas mit warmem Wasser, gibt ½ Teelöffel voll Fencheltee dazu und badet darin die Augen mehrmals täglich. Man achte darauf, dass das Glas randvoll ist, damit die Augen durch mehrmaliges Augenzwinkern gebadet werden können.

- Bei Augenkatarrh und Bindehautentzündung, aber auch bei einem Gerstenkorn (eitrige Pustel am Augenlid) helfen Zwiebelauflagen auf den Hinterkopf. Dadurch werden viele krankmachende Giftstoffe, welche sich dort angehäuft haben, gelöst. (Zusätzlich Augenkompressen und -waschungen mit Absud von Augentrost.)

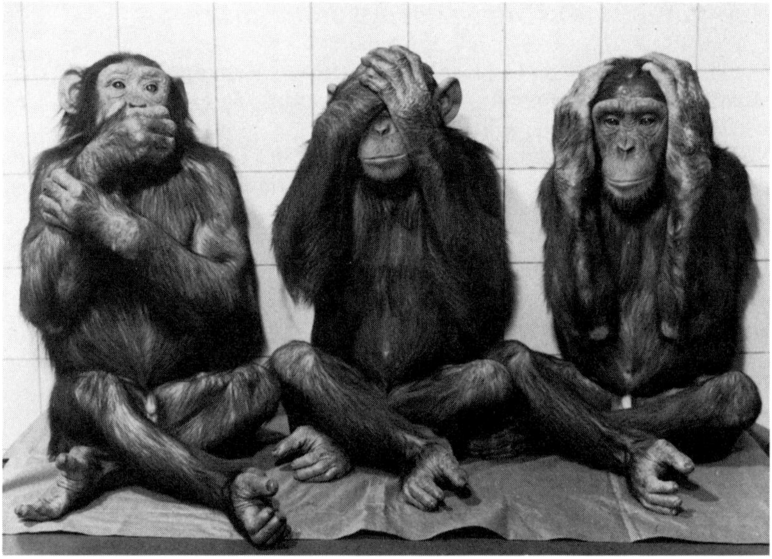

- Augenbrennen: 1 Teelöffel voll Augentrostkraut wird mit einer Tasse voll kochendem Wasser übergossen, einige Minuten ziehen lassen, dann absieben und, wenn die Flüssigkeit erkaltet ist, damit die Augen auswaschen. Das wird täglich 2–3mal mit frisch zubereitetem Tee durchgeführt. Während der Nacht legt man auf beide Augen ein in Augentrosttee getauchtes Leinenläppchen, befestigt dieses mit einer Binde und lässt es liegen, bis es trocken ist.
- Augenfliessen bei Säuglingen: Auswaschen mit einem Absud von Storchenschnabeltee.

Augenstärkungsmittel bei ermüdeten Augen und Augenschwäche:

- Unverdünnten Weinessig in einen flachen Teller giessen. Mit Wattebausch bei geschlossenen Augen die Augenpartien damit abtupfen, 5–10 Minuten lang. Dann mit einem sauberen Tuch sorgfältig trocknen. Beim Öffnen der Augen brennen diese einen Augenblick lang.
- Je 1 Prise Augentrost, Kamillenblüten und Fenchel mit einer Tasse Wasser leicht kochen und nachher filtrieren. Täglich frisch zubereiten und die Augen mehrmals baden.

- Rosmarin- und Lavendelgeist werden zu gleichen Teilen gemischt. Davon jeden Abend vor dem Zubettgehen die Stirne direkt über den Augenbrauen und die Schläfen einreiben.

Ohrenkrankheiten Arzt

Durch Entzündung des Gehörganges entstehen starke Schmerzen, dabei ist der Gehörgang entzündlich rot und oft ganz verstopft. Als Folge davon kann ein lästiger Ohrenfluss entstehen. Ein länger dauernder, eitriger Ohrenfluss darf nicht vernachlässigt werden und gehört in die Hand des Arztes.

Ohrenschmerzen

- Bei beginnendem Ohrenweh eine Knoblauchzehe fein schneiden und zusammen mit Watte zu einem Pfropfen drehen, welchen man ins Ohr schiebt. Sich hinlegen und unter dieses Ohr einen Wollappen schieben.
- Statt einer Knoblauchzehe kann mit einem frischen Geranienblatt auf die gleiche Art vorgegangen werden.
- Auflegen von einem Knäuel ungewaschener Schafwolle oder frischen und zerquetschten Kohl- oder Kabisblättern.
- Auf einen Wattebausch gibt man einige Tropfen Olivenöl und 1 Tropfen Kampferöl. Ins schmerzende Ohr stecken und nach ca. 1 Stunde wiederholen.

Ohrenentzündung

Verfaulte, fast schwarze Äpfel werden aufgeschnitten und direkt auf das entzündete, schmerzende Ohr gelegt. Während 1–3 Stunden einwirken lassen.

Schwerhörigkeit nach Mittelohrentzündung

Vor allem bei ungenügend ausgeheilten Mittelohrentzündungen kann sich als Komplikation eine Schwerhörigkeit heranbilden, die von unterschiedlicher Dauer sein kann oder sich im schlimmsten Fall nicht mehr heilen lässt. Hier helfen *Bohnendämpfe*.
Eine Handvoll Bohnenkerne (weisse oder gesprenkelte) werden gekocht und in einen Krug geleert. Darüber wird ein Trichter gestülpt. Der Bohnendampf wird nun durch diesen Trichter ins Ohr geleitet. Anwendung täglich 2mal während 15 Minuten.

Nasenbluten

- Einziehen von wenig kaltem Wasser durch die Nase. Salzwasser verstärkt die Wirkung.
- Auflegen von zerquetschten Zwiebeln auf den Nacken.

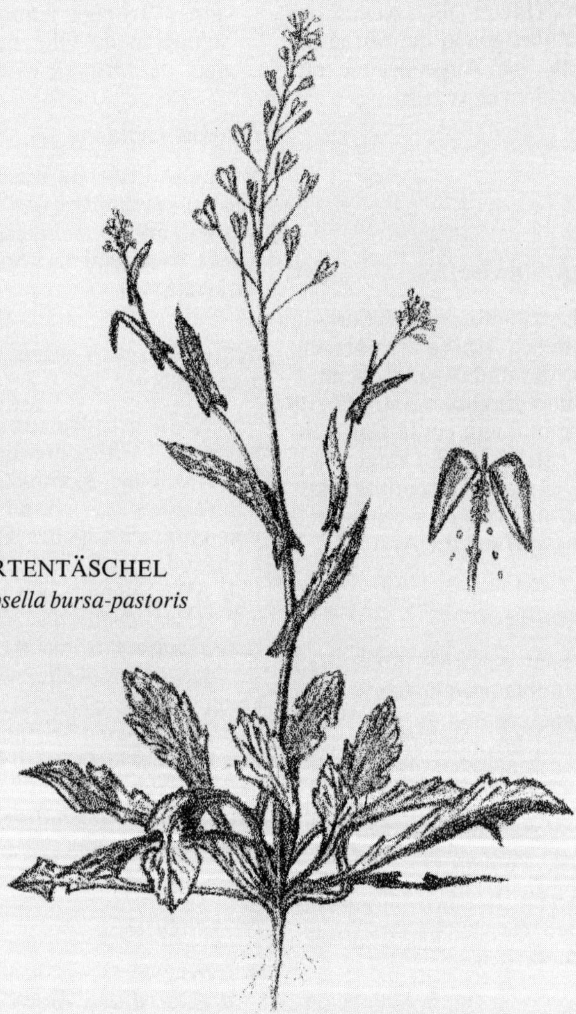

HIRTENTÄSCHEL
Capsella bursa-pastoris

Frauenkrankheiten

Hirtentäschel

Blutkraut, Geldbeutel, Beutelschneiderkraut (in der Schweiz auch Vögelikraut, Säcklikraut) sind weitere Namen dieses unscheinbaren Krautes. Es wächst bei uns als Kulturbegleiter überall in Gärten, auf Äckern, Schuttplätzen und an Wegrändern. Es ist anspruchslos in bezug auf Bodenverhältnisse und blüht während des ganzen Jahres.

Die unteren, oft gezähnten, gekerbten oder manchmal auch ganzrandigen Blätter bilden am Boden eine Blattrosette. Mitten aus dieser Rosette wächst ein Stengel, welcher kleine, weissliche Blüten trägt. Aus diesen Blüten entstehen dann die verkehrt-herzförmigen Schötchen, die den Taschen der Hirten sehr ähnlich sind.

Hirtentäschel ist das beste in Europa wachsende Heilkraut zur Stillung von Blutungen aller Art. Es hat eine gute Wirkung bei Unterleibsblutungen, Lungen-, Darm- und Magenblutungen. Dabei kommen der Tee oder die Tinktur zur Anwendung, oder es wird ganz einfach das frische Kraut gekaut und der Saft geschluckt. Es sind verschiedene in dieser Pflanze enthaltene Inhaltstoffe, aber auch der hohe Kalkgehalt, welche einen günstigen Einfluss auf die Gerinnbarkeit des Blutes ausüben. Weitere gute Wirkungen, die mit Hirtentaschelkraut erzielt werden können:

- Kompressen mit dem Aufguss von frischem Kraut zur Blutstillung bei Wunden
- frisches Kraut in Essig zerstossen bei entzündlichen Geschwüren
- gurgeln mit dem Kräuterabsud bei Halsentzündungen
- ein Klistier mit dem Absud hilft bei blutenden Hämorrhoiden
- das eingeschnupfte Pulver stillt Nasenbluten
- eine Teekur oder die Einnahme von Tinktur über längere Zeit hilft bei Schlaffheit der Gebärmutter, fördert die Geburtswehen und erleichtert den Geburtsvorgang.

Gesammelt werden die ganzen, jungen Pflanzen mit Blättern, Stiel und Blüten während des ganzen Jahres.

Grossmutters Rezept

1 Esslöffel voll getrocknetes Kraut mit einem halben Liter kochendem Wasser übergiessen und einige Minuten stehenlassen. Vom frischen Kraut nimmt man für diese Menge Wasser ungefähr eine Handvoll.
Von diesem Kräutertee tagsüber mehrmals schluckweise trinken.
Als Vorbeugungsmittel gegen zu starke Monatsblutungen trinkt man täglich 2 Tassen und beginnt eine Woche vor der Regel.

Frauenleiden

In den weiblichen Unterleibsorganen bilden sich oft Herde vieler Krankheiten und Störungen. Beschwerden und Unregelmässigkeiten bei der Regelblutung, Unterleibsschmerzen, Ausfluss und Entzündungen sind die bekanntesten Symptome solcher Erkrankungen.
Als wichtigste Voraussetzung zur Vorbeugung und bei der Behandlung ist der Körperhygiene grösste Beachtung zu schenken.
Waschungen und seltener auch Spülungen mit Kamillen sind sehr ratsam. Auch der Unterbekleidung ist grosse Beachtung zu schenken. Auf synthetische Gewebe jeder Art sollte verzichtet werden. Die heute der leidigen Mode wegen getragene hautenge Unterwäsche ist der Gesundheit sehr abträglich und muss unbedingt vor allem von Frauen und Mädchen, die solchen Krankheiten unterworfen sind, vermieden werden.

Allgemeine Rezepte

Monatsregel

Bei zu schwacher Monatsregel:
Täglich eine Tasse Tee vom Eisenkraut trinken.

Bei zu starker Monatsregel:
- Regelmässig Eichelkaffee trinken.
- Täglich eine Tasse Tee aus Kardobenediktenkraut.

Bei allgemeinen Periodenbeschwerden:
Frauen können sich Leiden ersparen, wenn sie rechtzeitig auf die kritischen Tage hin Leinsamentee trinken.

Blutungen der Gebärmutter [Arzt]

Blutungen des Unterleibes ausserhalb der Monatsblutung bedürfen ihrer verschiedenen Ursprungsquelle wegen einer genauen Untersuchung durch den Hausarzt.
Bei zu starker Blutung helfen täglich 3 × 20 Tropfen Hirtentäscheltinktur.

Brust-Mastitis

(Brustdrüsenentzündung)
Leinentuch in Eiweiss und Öl eintauchen und auflegen.

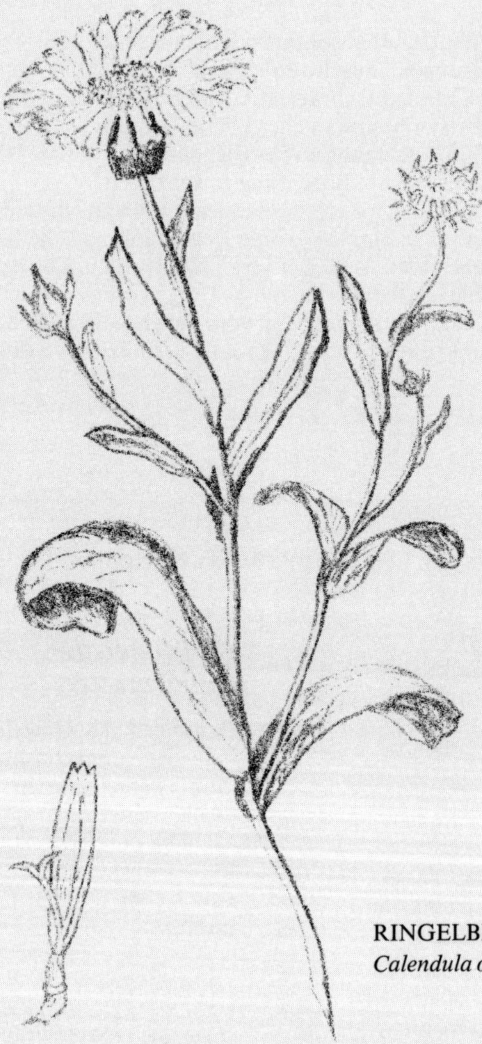

RINGELBLUME
Calendula officinalis

Kinderkrankheiten

Ringelblume

In vielen Gärten ist dieser typische Korbblüter wegen seiner schönen, zitronengelben bis orangefarbenen Blütenköpfchen und sicher auch wegen der ausdauernden Blütezeit vom Juni bis September anzutreffen. Bei angenehmem und trockenem Wetter öffnet die Ringelblume ihre Blütenköpfchen jeweils morgens um 8 Uhr Sommerzeit, als wollte sie sich bereithalten, die Kraft der Sonne entgegenzunehmen; sie schliesst sie wieder um 18 Uhr Sommerzeit. Je nach Standort wird sie bis zu 50 cm hoch. Ihre Stengel sind leicht brüchig, weil sie sehr stark und schnell wuchert. Ihre Blätter sind fein behaart. Die Ringelblume ist einjährig, verlangt kaum Pflege, und wenn sie ausblühen kann, sät sie sich selbst reichlich aus, um Sie auch im nachfolgenden Jahr wieder zu erfreuen.

Nicht immer wurde die Ringelblume zu Heilzwecken verwendet. Ihre Zungenblüten dienten lange nur zur Verschönerung von Teemischungen. Heute werden die Blüten zu Heilzwecken verwendet, haben doch neuere Forschungsergebnisse aufgedeckt, dass sie wirksame Substanzen wie ätherisches Öl, Bitterstoffe, Saponine, Schleimstoffe enthalten, die sich in der Wirkung mit den im Mittelalter gemachten Erfahrungen von Albertus Magnus vergleichen lassen: Er verschrieb diese Pflanze gegen Leberbeschwerden, bei Insektenstichen sowie gegen Schlangenbisse.

Pflücken Sie die Kelche frühmorgens vor der Entfaltung und verwenden Sie diese frisch oder lassen Sie die Blüten an einem schattigen, gut durchlüfteten Ort trocknen. Verwenden Sie für eine Tasse die frischen Blütenblätter von einem Blütenköpfchen oder 1 Teelöffel getrocknete Blüten. Übergiessen Sie diese mit kochendem Wasser und lassen Sie den Aufguss 3 Minuten zugedeckt ziehen. Trinken Sie davon täglich 2 bis 3 Tassen zur Ausheilung von Magengeschwüren oder zur Anregung der Gallensekretion. Frauen in den Wechseljahren oder junge Mädchen sollten diesen Tee trinken, um unregelmässigen Monatszyklus zu regeln, aber auch um starke Blutungen zu schwächen; in diesem Falle jeweils 1 Woche vor dem vermutlichen Eintritt der Regel. Besondere Bedeutung besitzt die Pflanze zur Wundbehandlung bei schlecht heilenden Wunden oder eitrigen Entzündungen. Wo Arnika nicht verwendet werden darf (z.B. offene Wunden), verwenden Sie die Ringelblume als Aufguss zu Waschungen. Calendula finden wir in einer homöopathischen Wundtinktur für Wunden jeder Art. Sie wirkt, ohne die Gewebe zu schädigen, beschleunigt die Vernarbung, hinterlässt keine Flecken auf der Haut und erzeugt weder Reizwirkungen noch unerwünschte Nebenerscheinungen. Ihr Anwendungsbereich ist unermesslich: «Wundertinktur» müsste man sie nennen!

Grossmutters Rezept

Ringelblumensalbe

1 Handvoll frische Ringelblumen, Blüten und Kraut, fein geschnitten.
250 g gehärtetes Erdnussfett
Das Erdnussfett wird im Wasserbad auf kleinem Feuer geschmolzen und dann die Ringelblumen dazugegeben. Achtung vor dem Überlaufen!
30 Minuten auf ganz kleinem Feuer leicht kochen lassen, dann vom Feuer nehmen und vor dem Erkalten durch Gaze abseihen.

Verwendung: als kühlende Salbe gegen Entzündungen und bei offenen Beinen.

Die Behandlung von Kinderkrankheiten

Der Körper eines Kindes unterscheidet sich im Bau und den Funktionen kaum vom Körper des Erwachsenen. Das Kind kann deshalb theoretisch alle Krankheiten durchmachen. Es ist auch bekannt, dass der junge Körper bzw. dessen Organismus auf eine Krankheit viel heftiger reagiert, u.a. mit hohem Fieber oder anderen Symptomen. Wir kennen eine ganze Anzahl sogenannter Kinderkrankheiten, die vorwiegend den jungen Körper befallen. Verständnisvolle Eltern wollen diese Krankheiten nicht möglichst rasch beseitigt, sondern möglichst gut ausgeheilt wissen. Ausheilen heisst, dem Körper Zeit lassen, damit er genügend Abwehrstoffe bilden und die Krankheit so überwinden kann. Dazu eignen sich besonders die natürlichen Heilmittel und -methoden, weil diese praktisch keine Nebenwirkungen zeigen. Antibiotika und andere stark wirkende Medikamente sollten bei Kinderkrankheiten nur im Notfall gebraucht werden. Ihr Hausarzt wird Sie sicher dabei unterstützen, besonders wenn Sie bereit sind, die Verantwortung für Ihr Kind tragen zu helfen.

Allgemeine Rezepte

«Aceton» bei Kindern

Bei Kindern im Wachstum durch den eigenartigen Mundgeruch nach «Aceton» erkenntlich.
Man gebe auf 1 Tag verteilt löffelweise folgende Mischung zu trinken:
2 dl Lindenblütentee
80 g Fruchtzucker
1 dl Orangensaft frisch gepresst
1 g Kochsalz
Am Tag darauf ist das Befinden des Patienten wieder normal.

Masern

Man achte darauf, dass der Kranke über die ganze Dauer der Krankheit das Bett hütet und warm bleibt. Täglich zwei Essigwasserabwaschungen am ganzen Körper. Einmal täglich mit starkem Aufguss von Stiefmütterchen waschen.

Innerlich: Täglich 1 bis 2 Tassen Tee einer Mischung Engelwurz/Isländisch-Moos kalt schluckweise trinken.

Keuchhusten

Arzt

Zur Unterstützung und Ausheilung:

- 1 Handvoll Haferstroh fein geschnitten in 1 l Wasser 30 Minuten auf kleiner Flamme zugedeckt kochen. Von diesem Absud geben Sie dem Kinde täglich morgens und abends 1 Tasse schluckweise zu trinken. Wenn nötig mit Birnendicksaft süssen.

- 1 geschnittene Zwiebel in etwas Wasser kochen. Von dem mit Birnendicksaft oder Honig gesüssten Saft mehrmals täglich 1 Teelöffel voll einnehmen.

- Auch folgende Mischung bringt Linderung:
  1 Prise schwarze Johannisbeere
  1 Prise Veilchenblüten
  1 Prise Thymian
  pro Tasse aufgiessen und 3 Minuten zugedeckt ziehen lassen. Absieben und täglich 2 Tassen schluckweise trinken.

Mumps (Mumpf)

Mumps oder Ziegenpeter ist eine Kinderkrankheit, bei der es zu einer Anschwellung der Backen innen und aussen kommt. Durch nachgenannte Auflagen wird die Hitze entzogen, und die Geschwulst bildet sich zurück:

- Auflegen von ungewaschener Schafwolle (beim Bauern holen).
- Umschläge mit Lehm und Essig.
- Umschläge mit frischer Schotte (Molke) und rohen Kartoffeln.
- Wassertreibenden Tee trinken.

Milchschorf

- Mehrmals täglich waschen mit Tee aus Schwarzdornblüten im Wechsel mit Stiefmütterchen.

- Waschen mit dem Absud der Mischung von
  20 g Sanikel
  10 g Erdrauch
  10 g Stiefmütterchen
  20 g Schachtelhalm
  20 g Storchenschnabel

Schwächliche Kinder

Von einer alten Frau stammt folgende Geschichte:
«Als junges Mädchen spazierten wir, mein jüngerer Bruder und ich zusammen mit der Mutter im Wald. Plötzlich steht vor uns eine Zigeunerin, angetan mit schwarzen Kleidern, durchgetretenen Schuhen, mit farbigem Kopftuch und einem grossen Korb am Arm, in welchem Kräuter, Beeren und Pilze waren. Diese Frau sah vor allem meinen kleineren Bruder gar kritisch an, musterte ihn von oben bis unten und sagte dann mit

dumpfer Stimme zu meiner Mutter: ‹Dein kleiner Bub ist krank, du musst ihn täglich baden, dabei stecke ihn bis zum Hals in ein Bad, welchem ein Absud beigegeben wird aus Blättern von allen Bäumen und Sträuchern, die du hier im Wald findest. Von diesem Absud gebe ihm auch täglich 3 Tassen zu trinken.› Und die Frau verschwand, so wie sie gekommen war.
Noch ganz ungläubig sah uns die Mutter an. Die Schwachheit meines Bruders hatte sie schon öfters beschäftigt, auch der Arzt war schon befragt worden, aber nichts half. Noch nachdenklich über diese Begegnung im Wald, begannen wir alle drei, möglichst viele Blätter von allen Bäumen und Sträuchern, die wir hier finden konnten, einzusammeln: Eschen, Buchen, Ahorn, Eichen, Haselnuss, Weissdorn und viele mehr. Zu Hause angelangt, bereitete unsere Mutter daraus einen Absud, eine ganze Pfanne voll. Davon füllte sie einen Krug und gab meinem Bruder zu trinken. Mit dem grossen Rest bereitete sie ein Bad, und der kleine Köbeli musste, ob er nun wollte oder nicht, darin baden. Über mehrere Wochen dauerte diese Prozedur, täglich musste er ein Bad nehmen und mindestens 3 Tassen Tee trinken. Es entwickelte sich aus ihm ein junger kräftiger Bursche, und aus dem Köbeli ist ein Köbi geworden.»

SCHACHTELHALM
Equisetum arvense

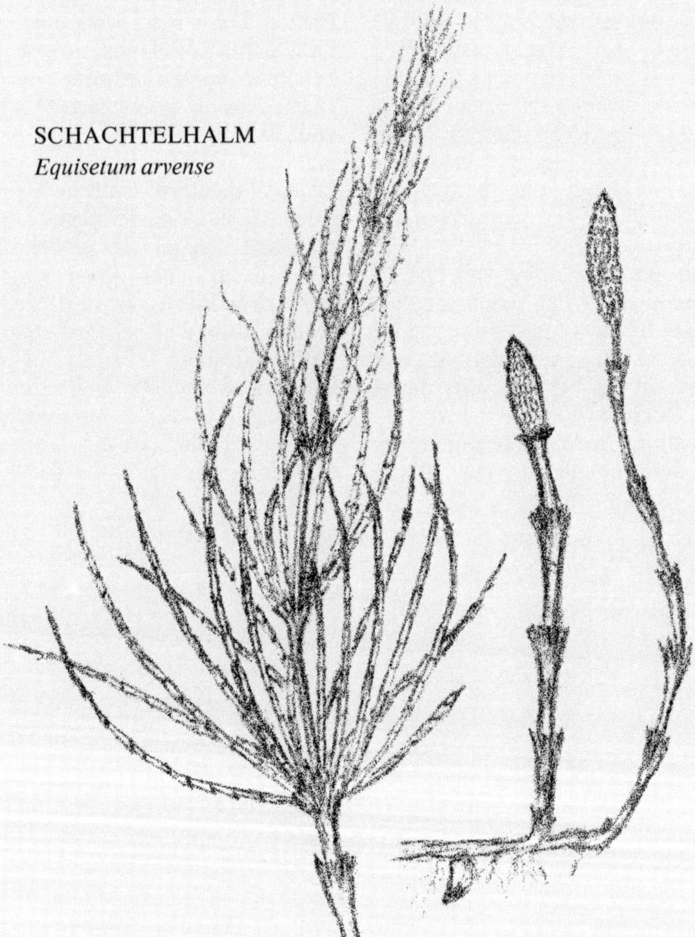

Haushalt

Zinnkraut

Das Zinnkraut war des Kesselmachers liebstes Kind, denn mit einer Handvoll dieses Krautes oder dessen Absud erreichte er für seine Zinnkessel blanke Sauberkeit. Auf diese Weise kam die Pflanze zu ihrem heute noch gebräuchlichen Namen. Allerdings ist diese Form des Zinnpolierens etwas veraltet, doch leistet uns das Zinnkraut wertvolle Dienste in der Naturheilkunde.

Das Zinnkraut, botanisch eher Schachtelhalm genannt, treibt von einem dünnen Wurzelstock aus im Frühling zuerst einen graubraunen Fruchttrieb. Der unfruchtbare, grüne Trieb erscheint später und besteht aus einem 20–30 cm hohen Stengel, dessen unverzweigtes, oberes Ende die Seitenäste weit überragt. Die Seitenäste stehen quirlförmig am Stengel gegliedert.

Das Zinnkraut finden wir auf Schutt- und Ödplätzen, Sandböden, feuchten Wiesen und an Weg- und Bachrändern. Diese Pflanze ist in der ganzen Schweiz vom Mittelland bis in die Alpen, bis zu einer Höhe von 2000 m, verbreitet. Den Schachtelhalm als Heilpflanze sammelt man am besten im Frühsommer und Sommer. Die Heilkraft des Schachtelhalmes verdanken wir der Kieselsäure, den reichlich vorhandenen Mineralien, den Saponinen und Bitterstoffen.

Äusserlich verwenden wir den Absud der Pflanze zu Waschungen bei Hautjucken, Ekzemen, Entzündungen sowie für Spülungen des Zahnfleisches. Schachtelhalm-Fussbäder bekämpfen auf natürliche Weise übermässigen Fussschweiss. Bäder ergeben bei Folgeerscheinungen von Brüchen sowie bei Frostbeulen gute Heilungsergebnisse. Frauen im Klimakterium nehmen wöchentlich ein Sitzbad.

Die innerliche Anwendung von Schachtelhalm fördert die reizlose Harn- und Giftausscheidung bei Blasen- und Nierenerkrankungen, Steinleiden, Gicht und Wassersucht; es sollten täglich 3 Tassen getrunken werden, wobei pro Tasse 1–2 Teelöffel Zinnkraut verwendet wird. Der hohe Mineralgehalt des Schachtelhalmes stärkt und festigt bei längerer Anwendung die Zell- und Bindegewebe; diese Wirkung unterstützt die Heilung von Lungenleiden, Lymphdrüsenbeschwerden sowie Schleimhautveränderungen.

Grossmutters Rezept

Eine Teemischung als Fussbad gegen Fussschwitzen

40 g Eichenrinde
20 g Zinnkraut
10 g Quendel
10 g Rosmarinblätter
20 g Blutwurz

2 Esslöffel dieser Mischung werden 3 Minuten lang in ½ l Wasser gekocht. Kurz ziehen lassen, dann absieben und mit 5 l heissem Wasser verdünnen. Füsse 10 Minuten darin baden, dann kalt abduschen.

Mottenschutz

Ein uraltes Mittel, mit dem gute Erfolge erzielt wurden: Alle Textilien, Felle usw. mit einer Lösung von Aloe und Pfeffer tränken und dann mit Kampferpulver bestreuen.
Zur Herstellung der Lösung nimmt man je 50 g Aloepulver und schwarzen Pfeffer, mischt es zusammen mit ½ l konzentriertem Alkohol und bespritzt oder tränkt damit die zu schützenden Kleider, Stoffe usw.

Giftfreies Fliegenpapier

100 g Quassiaholz (Fliegenholz)
500 g Wasser
100 g Zucker
Quassiaholz während 24 Stunden in der angegebenen Menge Wasser einlegen, dann 1 Stunde auf kleinem Feuer kochen. Das verdampfte Wasser wieder auf 5 dl ergänzen und den Zucker darin lösen.
In dieser Lösung werden Fliessblätter getränkt, getrocknet und in Streifen geschnitten.
Zur Verwendung in Küche und Zimmer wird das «Fliegenpapier» auf einen Teller gelegt und mit wenig Wasser ständig feucht gehalten.

Räuchermittel

Das sind Präparate, die den Zweck haben, beim Verbrennen oder Verdampfen einen angenehmen Geruch zu verbreiten. Sie dienen zur Verbesserung der Zimmerluft und haben teilweise auch desinfizierende Wirkung. Als Bestandteile dazu werden wohlriechende Harze (Benzoe, Myrrhe, Weihrauch), Balsame (Peru- und Tolubalsam), ätherische Öle (Bergamott-, Rosen- und Lavendelöl) und Gewürze (Vanille, Nelken, Piment, Zimt, Muskat) verwendet.
Die *Essenzen* werden auf einer heissen Metallplatte oder in speziellen Apparaten verdampft, die *Räucherpapiere* und *Räucherkerzen* angezündet.

Orientalische Räucheressenz

100 g Benzoetinktur
100 g Myrrhetinktur
20 g Perubalsam
1 g Moschustinktur
10 g Bergamottöl
10 g Zitronenöl
10 g Nelkenöl
10 g Essigäther
2 g Rosenöl
werden zusammen gemischt. Einige Tropfen davon auf eine heisse Metallplatte gegossen, verbreiten einen angenehmen Geruch.

Räucherpapier

750 g Benzoetinktur
100 g Tolubalsam
15 g Perubalsam
einige Tropfen Moschusessenz
5 g Zimtöl
5 g Nelkenöl
5 g Sandelholzöl
5 g Muskatöl

Mit dieser Lösung werden Papierstreifen (weisses Schreibpapier) getränkt und getrocknet. Beim Anzünden entwickelt sich nicht nur ein angenehmes Aroma, es hat auch leicht desinfizierende Eigenschaft.

Andere Luftreiniger

30 g Terpentinöl
5 g Eukalyptusöl
3 g Lavendelöl
2 g Latschenkieferöl
2 g Rosmarinöl

werden gemischt. Einige Tropfen in eine Schüssel mit kochendem Wasser oder in den Luftbefeuchter geben.

Zur Luftdesinfektion

30 g Kampferpulver in 1 l Weinessig geben, leicht erwärmen und gut schütteln. Einige Tropfen auf den Boden träufeln.

Schwarze oder rote Räucherkerzchen

100 g feines Holzkohlenpulver
(bzw. rotes Sandelholzpulver)
100 g Benzoepulver
100 g Tolubalsam
100 g Styrax
50 g Weihrauch
200 g Kaskarillrinde
40 g Nelken
40 g Cassiazimt
45 g Salpeter
gut mischen und dann dazugeben:
5 g Zimtöl
5 g Nelkenöl
5 g Lavendelöl
10 g Perubalsam
1 g Kampfer

Zu dieser Mischung wird soviel Tragantschleim zugesetzt, bis ein fester Teig entsteht, aus dem kleine Kerzchen geformt werden. Diese werden an einem warmen Ort getrocknet.

Flüssiges Baumwachs

Zum Bestreichen von Baumwunden werden 170 g Fichtenharz geschmolzen und 10 g Leinöl dazugegeben. Diese abgekühlte Mischung mit 60 g Feinsprit mischen.

Wollefärben mit Pflanzen

Das Färben mit Pflanzen war einst eine selbstverständliche häusliche Verrichtung, vor allem auf den Bauernhöfen. Es war keine ausge-

sprochen weibliche Arbeit, sondern Färben, Spinnen und Weben wurde, der Jahreszeit entsprechend, von allen Familienmitgliedern erledigt.
Der Untergang der traditionellen Färberei mit Naturfarbstoffen wurde eingeleitet durch die Erfindung von künstlichen Farbstoffen. Doch in der heutigen Zeit erinnert man sich wieder an die «gute alte Zeit», und man möchte das Färben mit Pflanzen wieder beleben. Ausser den drei Grundfarben Rot, Blau und Gelb, mit denen man durch Mischen jeden gewünschten Farbton erzielen kann, finden wir beim Pflanzenfärben die mannigfaltigsten Variationen.

Rote Farbtöne erzielt man mit folgenden natürlichen Färbemitteln:
Cochenille – rot
Catechu – rotbraun
Hennablätter – orange
Kastanienschalen (grün) – rötlichbeige
Kirschbaumrinde – rötlichbraun
Krappwurzeln – rot
Pflaumenbaumrinde – rötlichbraun
Schachtelhalm – rötlichgrau
Schwarzdornbeere – rosa

Blaue Farbtöne
Alkannawurzeln – violett
Blaubeeren – blaugrau
Blauholz – blau, schwarz
Indigo – blau
Krähenbeere – blaugrau

Gelbe Farbtöne
Bartflechte – goldbraun
Birkenblätter – gelb
Birkenrinde – rötlichgelb
Eichenrinde – gelbbraun
Erikablüten – gelb
Färberginster – hellgelb
Faulbaumrinde – gelbbraun
Gelbholz – gelb
Isländisch Moos – gelbbraun
Kastanienblätter – gelbbraun
Kurkuma (Gelbwurz)-gelborange
Safran – gelb

Grüne Farbtöne
Berberitzenwurzeln – moosgrün
Petersilie – grünlichgelb

Verschiedene Farbtöne
Erlenrinde – hellgrau
Galläpfel – grau
Walnussschalen – dunkelbraun

Rezept
500 g bis 2500 g Pflanzengut (z. B. nimmt man von Blättern ca. 500 g, von Wurzeln, Rinden oder Holz bis 2500 g) reichen zum Färben von 500 g Wolle.
Die Wolle wird 1 2 Stunden im Färbebad sanft gekocht, alsdann herausgenommen und tüchtig mit viel frischem Wasser gespült.
Durch Zusätze von Beizmitteln können viele weitere und kräftigere Farbtöne erzielt werden. Dazu eignen sich u. a. folgende Beiz- und Färbehilfsmittel: Alaun, Eisen-, Kupfer- und Zinnsalze, Pottasche, Weinstein, Tannin, Essig, Salmiakgeist usw.

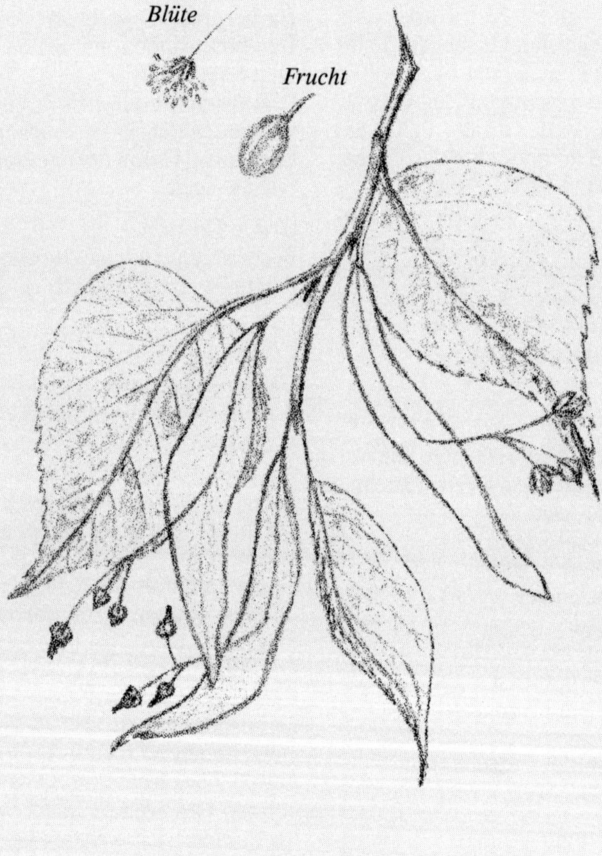

LINDENBLÜTE
Tilia platyphyllos

Rezepte und Darreichungsformen

Lindenblüte

Die Linde ist jener Laubbaum, der in unseren Breiten mit den Menschen auf ganz besondere Art verwurzelt ist. Sie hat Dichter und Musiker zu schönen Liedern und Gedichten inspiriert. Die legendäre Geborgenheit eines Sitzplatzes unter der Linde, seit Jahrzehnten ein schützendes Dach über den Menschen, hat auch in unserer modernen Zeit noch Gültigkeit. Die Linde kündet den Sommer mit ihren betörenden Blütendüften und der goldenen Ausstrahlung an und legt im Herbst ihre Laubdecke schützend über die Erde. Bei uns gibt es hauptsächlich zwei Arten von Linden: die Sommerlinde mit grossen Blättern und die Winterlinde mit wesentlich kleineren Blättern. Beide sind hohe Bäume mit wechselständigen Blättern und doldenähnlichem Blütenstand, dessen Stiel mit einem teilweise angewachsenen, länglichen, gelbgrünen häutigen Hochblatt versehen ist. Die Blüten verbreiten während des Hochsommers einen starken honigartigen Duft.
Man benützt die getrockneten Blüten von beiden einheimischen Lindenarten. Als teuerste Qualität jedoch gelten die Blüten der Carpetras-Linde aus Südfrankreich.
Innerlich angewendet sind die Lindenblüten bekannt durch ihre beruhigenden, krampfstillenden Eigenschaften. Die beruhigende Wirkung der Linde auf das Nervensystem hilft bei Schlaflosigkeit, Migräne sowie nervöser Mattigkeit und überanstrengten Nerven. Lindenblütentee lindert auch die Folgen von schlechter Verdauung und Brechreiz nervöser Herkunft. Da die Lindenblüte besonders schweisstreibend wirkt, verschafft ein Aufguss Erleichterung bei Grippe, Gliederschmerzen und Kopfweh.
Gönnen Sie sich besonders bei Fieber Bettruhe. Trinken Sie in grossen Mengen – 2 bis 3 Liter – Lindenblütentee täglich tassenweise möglichst heiss und auf den ganzen Tag verteilt. Fügen Sie dem Tee weder Zitronensaft noch Zucker bei. Verzichten Sie bei grippalen Infekten nach Absprache mit dem Arzt auf Sulfonamide oder Antibiotika. Sie werden sich etwas langsamer, aber gut erholen. Rückfälle sind selten, und die sogenannte langandauernde «Nachmüdigkeit» wird sich gar nicht einstellen.

Lindenblüten sind auch leicht harntreibend, was für Gicht- und Rheumakranke wichtig ist, zudem fördern sie die Körperentgiftung.
Äusserlich wird der konzentrierte Absud von Lindenblüten als Einreibemittel oder Kompresse empfohlen zur Linderung von Schmerzen, verursacht durch Quetschung oder Schlag.
Auch heute noch ist Lindenblütenextrakt oft Bestandteil eines hautregenerierenden Gesichtswassers. Zum Entspannen am Abend und zum Weichmachen der Haut am ganzen Körper geniesst man ein wohlduftendes Vollbad aus Lindenblüten.

Grossmutters Rezepte

Teemischung zur Harmonisierung überanstrengter Nerven:

1 Prise Lindenblüten, 1 Prise Salbei, 1 Prise Anis, 1 Prise Thymian, 1 Prise Orangenblüten, 2 Prisen Zitronenmelisse (1 Prise = 3 Fingerspitzen voll).
Mit einem halben Liter kochendem Wasser angiessen und 5 Minuten ziehen lassen. Davon täglich 2–3 Tassen auf den ganzen Tag verteilt schluckweise trinken.

Kräutermischung für ein entspannendes Vollbad am Abend:

1 Handvoll Lindenblüten, 1 Esslöffel Salbei, 1 Esslöffel Lavendelblüten.
Die Mischung wird mit ca. 1 Liter Wasser heiss angerührt und etwa 5 Minuten stehengelassen, dann ins Bad gerührt.

Grossmutters Rat bei Grippe

Bettruhe und viel Lindenblütentee.

Absinth (alkoholfrei)

Wenn von Absinth die Rede ist, muss nicht immer Alkohol mit dabei sein.
Je eine Prise Kümmel, Anis und Kerbelkraut pro Glas Wasser heiss angegossen und 3 Minuten ziehen gelassen, ergeben einen feinen, wohlschmeckenden und appetitanregenden Aperitif. Kalt trinken!

«Fünferli»-Tee

Je 1 Prise Anis, Fenchel und Kümmel 5 Minuten kochen, über Kamille und Pfefferminze angiessen. Dies ergibt einen schmackhaften Tee bei Magen- und Darmerkrankungen.

Frühlingskur (Wochenkur)

- Sammeln Sie je einige frische Schosse oder frische Knospen von Brombeeren, Himbeeren, Weiden, Birken und Tannen. Zerstossen Sie diese und bereiten Sie sich davon täglich 2 Tassen Tee und trinken Sie ihn jeweils vor dem Essen. Ein Gefühl der Leichte, der Frische wird in Sie einkehren.

- Zur Blutreinigung, Entschlakkung und zum Wecken der Lebensgeister empfiehlt sich ein Tee aus den jungen, frischen Schossen von allen wichtigen, wildwachsenden Dornarten: Hagebutte, Schwarzdorn, Weissdorn, Sauerdorn (Berberitze), Brombeeren und Himbeeren. Eine Handvoll von diesen Schösslingen wird mit kochendem Wasser übergossen, 20 Minuten stehengelassen, abgesiebt und etwas Honig zugesetzt. Davon schluckweise trinken. Das gibt Kraft und neues Leben.

- 20 g Bärlauch, frische Blätter
  20 g Aronkraut, frische Blätter
  60 g getrocknete Wacholderbeeren
  40 g Süssholz, geschnitten
  mit 1 l Obstbranntwein mischen und während 10 Tagen stehenlassen. Nachher filtrieren und täglich 1 Likörglas voll davon trinken. Als Frühjahrskur zur Blutreinigung und Aktivierung der Lebenskräfte.

Gelenkrheuma – Gelenkschmerzen

10 frische Eier
20 Zitronen
¼ l Wasser
½ kg Bienenhonig
½ l Cognac

10 sauber gewaschene Eier mit dem Saft der Zitronen in einem Glas oder Porzellangefäss vollständig bedecken. Das Gefäss wird mit einem Leinentuch zugebunden und kühl so lange aufbewahrt, bis sich die Eierschalen vollkommen aufgelöst haben. Dann sticht man die verbliebenen Eihäute auf und entfernt sie. Zusammen mit einigen Esslöffeln des abgekühlten, abgekochten Wassers wird die Masse durch ein Haarsieb passiert. Dann macht man den Honig mit dem restlichen noch warmen Wasser flüssig. Zusammen mit dem Cognac in die Masse geben und alles gut verrühren. Den Trunk in gut verschliessbare Flaschen abfüllen und mindestens 24 Stunden stehenlassen. Man nehme davon je 2 Schnapsgläschen voll ½ Stunde vor dem Frühstück und abends vor dem Schlafengehen.

Kräutertabak bei Asthma

Eine Mischung zu gleichen Teilen aus: Huflattich, Waldmeister, Akkerminze, alle getrocknet.

Kräutertabak

40 g Waldmeister
10 g Osterluzei
20 g Liebstöckelkraut
40 g Steinklee
10 g Walnussblätter
20 g Huflattichblätter
5 g Lavendelblüten
Die geschnittenen und getrockneten Kräuter gut mischen.
Dann werden folgende ätherische Öle gemischt:

5 Tropfen Korianderöl
2 Tropfen Wacholderöl
2 Tropfen Rosmarinöl
1 Tropfen Thymianöl
1 Tropfen Fichtenöl
zusammen in 15 cm^3 Alkohol 95% auflösen und über die Kräutermischung sprühen. Die ganze Mischung während 3 Tagen stehenlassen und immer wieder gut durchmischen.

Holunderlimonade

1 kg Birnendicksaft
8 l Wasser
3 Zitronen mit Rinde in Scheiben geschnitten
7 Dolden Holunderblüten
40 g Weinsteinsäure
1 kleines Glas Essig
Das Ganze in einem Gefäss mischen, 8 bis 10 Tage an die Sonne stellen, jeden Tag gut umschütteln. Filtrieren, in Flaschen abfüllen und in den Keller stellen.

Holundersirup

1 kg Beeren
1 kg Birnendicksaft
2 Esslöffel Zitronensaft
Beeren mit wenig Wasser zugedeckt aufkochen. Etwa 1 Stunde stehenlassen. Abpressen, filtrieren, Birnendicksaft mit Zitronensaft beifügen, 5 bis 8 Minuten kochen, bis der Zucker sich ganz aufgelöst hat. Heiss verschliessen. Vorzügliches Mittel bei Husten.

Karmelitergeist

Verwenden Sie dazu:
250 cm³ Feinsprit 95% (äusserliche Anwendung: Feinsprit äusserlich; innerliche Anwendung: *nur* Trinkfeinsprit)
100 cm³ Wasser
5 Tropfen Zitronellöl
5 Tropfen Muskatöl
2 Tropfen Zimtöl
2 Tropfen Nelkenöl
Die Öle werden im Feinsprit gelöst, anschliessend mit Wasser verdünnt und kräftig umgeschüttelt.
Mehrere Tage stehenlassen und dann abfiltrieren.
Innerliche Anwendung: Tropfenweise bei Blähungen, krampfartigen Leibschmerzen und Koliken.
Äusserliche Anwendung: Zum Einreiben bei Nervenschmerzen, Migräne, Rheumatismus, Muskelschmerzen.

Johannisöl

Früher war in jeder Hausapotheke ein Fläschchen mit diesem blutroten Öl zu finden:
150 – 200 g frische Johannisblüten in eine Zweiliterflasche bringen und mit 1 Liter Olivenöl oder Sonnenblumenöl auffüllen. Etwa vier Wochen an die Sonne stellen, zwischendurch gut umschütteln. Das Öl färbt sich durch die Einwirkung des Sonnenlichtes schön rot und wird dann abgepresst.
Verwendet wird es zum Einreiben oder als Umschlag bei Verbrennungen, Sonnenbrand, Hautentzündungen, ebenso bei schlecht heilenden Wunden, Stich- und Schnittwunden.

Lebenselixier

250 g Wacholderbeeren zerquetscht
250 g Kümmel zerquetscht
250 g Knoblauch zerhackt
250 g Birnendicksaft
2 l Weinbrand
2 l Wasser
Wasser mit Birnendicksaft aufkochen, Wacholderbeeren, Kümmel und Knoblauch ins kochende Wasser geben und 2 bis 3 Wall darübergehen lassen. Durch ein Tuch giessen und den Weinbrand dazugeben. Morgens und abends ein kleines Gläschen trinken. Wirkt Wunder bei Menschen über 60!

Zwiebelsirup

300 g Birnendicksaft
500 g frische Zwiebeln
½ l Wasser
5 Esslöffel Honig
Die Zwiebeln mit der Schale fein schneiden, mit Birnendicksaft und Wasser gut kochen, bis ein dickflüssiger Sirup entsteht. Anschliessend den Honig beifügen. Bei Husten und Katarrh mehrmals täglich ein Likörgläschen trinken.

Glühwein

(pro Person)
3 dl Rotwein
1 gestrichener Teelöffel Zitronenschale
1 Zimtstengel
2–3 Gewürznelken
2–3 Teelöffel Birnendicksaft
Das Ganze in eine Pfanne geben, aufkochen und 10 Minuten zugedeckt ziehen lassen.

Rosmarinwein

100 g Rosmarinblätter
7 dl Weisswein
100 g Honig
Die Rosmarinblätter in Weisswein 8 Tage ziehen lassen, täglich gut schütteln, dann abpressen und den Honig beimengen.
Morgens und mittags nach dem Essen 1–2 Esslöffel davon eingenommen wirkt wassertreibend.

Quittenlikör

3 l frisch gepresster Quittensaft
1 kg Birnendicksaft
40 Stück Nelken
5 Tropfen Bittermandelöl
17 g Zimt
½ l Wasser
1 Flasche Kirsch oder Kornbranntwein

Nelken zerstossen und zusammen mit dem Zimt und dem Bittermandelöl dem Quittensaft zugeben. Den Kirsch oder Kornbranntwein dazuschütten und während 4 Wochen an warmem Ort stehenlassen. Häufig schütteln. Dann filtrieren, den im kochenden Wasser aufgelösten Birnendicksaft dazuschütten und in Flaschen abfüllen.

Goldmelissensirup

100 g frische Goldmelissenblüten oder
10 g getrocknete Goldmelissenblüten
1 l Wasser
40 g Zitronensäure
½ kg Birnendicksaft
Goldmelissenblüten mit siedendem Wasser übergiessen und 24 Stunden ziehen lassen. Zitronensäure und Birnendicksaft im abgesiebten Melissentee auflösen, gut durchrühren, in saubere Flaschen abfüllen und an einem kühlen Ort aufbewahren. Goldmelissensirup ist ein vorzüglicher Durstlöscher und wirkt beruhigend.

Nussschalenlikör

Etwa 30 grüne Baumnüsse werden halbiert und weiter aufgeschnitten. Unter Zugabe von ½ g Gewürznelken und ½ g Zimtpulver mit 1 Liter Branntwein 8 Tage lang einlegen. Nachher filtrieren und einen Zuckersirup beifügen, welcher aus einer Abkochung von 350 g Zukker, 150 g Wasser und 1 Dessertlöffel Zitronensaft hergestellt wird. Als Tonikum zur Magenstärkung täglich ein Likörglas voll einnehmen.

Schmerzstillendes und beruhigendes Heilwasser zum Einreiben

100 g konzentrierter Salmiakgeist
15 g Kampfergeist (aus echtem Kampfer)
45 g Meersalz
1½ l Wasser
Kampfergeist und Salmiak gut mischen, häufig schütteln und einige Stunden stehenlassen. Meersalz in Wasser auflösen, einige Tropfen Salmiak dazugeben und alles gut mischen.
Für Waschungen oder Kompressen giesst man wenig Heilwasser in die hohle Hand und wäscht, ohne stark zu reiben, alle Körperteile, auf welche man es einwirken lassen will.
Bei Blutandrang zum Kopf reibt man etwas Heilwasser auf den Schädel, um den Hals und das Handgelenk.

Zvieritee (Vieruhrtee)

Holen Sie sich folgende junge Blätter aus dem Wald und trocknen Sie diese: Himbeer-, Brombeer- und Walderdbeerblätter. Pro Tasse nehmen Sie je 1 Prise. Sie erhalten einen erfrischenden Zvieritee.

Sommerlimonade

1 Handvoll Lindenblüten
1 Handvoll Holunderblüten mit Hopfen gemischt
300 g Honig
1 ungeschälte Zitrone in Scheiben geschnitten
½ Muskatnuss gemahlen
1 Glas Weinessig
dazu 2 l siedendes Wasser geben.
Man lässt das Ganze 3 Tage an nicht zu kaltem Ort stehen. Anschliessend in Flaschen absieben und verzapfen. Kühl lagern!

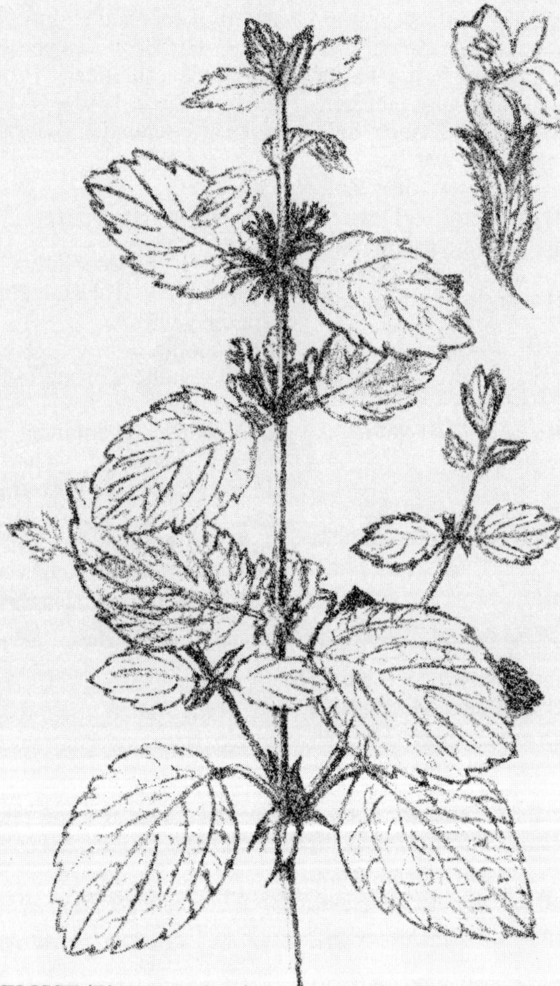

MELISSE (Zitronenmelisse)
Melissa officinalis

Pflanzenpräparate

Melisse

In jedem Garten sollte diese bis 1 Meter hoch wachsende Staude gepflanzt werden. Der Wurzelstock ist ausdauernd, mehrköpfig und treibt vierkantige Stengel, die sich während der Blütezeit stark verzweigen. Die Blüten sind weiss, dreilappig. Die Pflanze zählt zur Familie der Lippenblüter und stammt aus den Gestaden des östlichen Mittelmeerraumes, ist aber heute in allen milden Gegenden Europas, in Südfrankreich und Spanien auch wild wachsend am Wegrand, an alten Mauern und Geröllhalden zu finden. Die Blätter sind üppig und mit winzigen Öldrüsen, welche das ätherische Öl enthalten, besetzt. Der Bedarf an Melisseblättern wird heute durch grosse Kulturen gedeckt. Im Sommer wird die blühende Pflanze des dicken Nektars wegen von vielen Bienen belagert.

Als erste bezeichneten arabische Ärzte die Melisse als herzstärkendes Heilmittel. Sie wurde schon in frühester Zeit bei Angstzuständen und zur Stärkung der Lebenskräfte verabreicht. In einem der grossen Werke des Theophrastus von Hohenheim, genannt Paracelsus, lesen wir: «Die Melisse ist von allen Dingen, welche die Erde hervorbringt, das beste Kräutlein.» Auch andere Ärzte früherer Epochen erkannten den Wert dieser Pflanze. Unter Karl dem Grossen fand diese Pflanze Einzug in die Klostergärten. Das Melissenwasser der Karmeliter ist später zur berühmten Arznei geworden. Die Melisse gehört auch zu den Pflanzen, bei denen dank modernsten wissenschaftlichen Verfahren der Nachweis der bereits erwähnten ätherischen Öle von nahezu 100 Terpene erbracht wurde. Die Anwendung aus alten Überlieferungen deckt sich also mit den Therapien im Rahmen der modernen Medizin.

Nach Maurice Mességué sollte die wilde Melisse nur am Johannistag, dem 24. Juni, frühmorgens bei trockenem Wetter geerntet werden, sonst bekäme sie einen unangenehmen Geruch. Trocknen Sie die Blätter im Schatten und an gut gelüftetem Ort. Nach dem Trocknen gut verschlossen versorgt, behält sie ihren herrlichen Duft.

Wer schlecht aufsteht, lange braucht zum Erwachen, müde zur Arbeit

geht, beginne den Tag mit dem Kauen von zwei frischen, jungen Melissenblättern. Die Wirkung wird nicht ausbleiben und ist schon nach kurzer Zeit feststellbar. Melisse hilft nervösen und depressiv veranlagten Menschen. Sie wirkt krampfstillend, hilft bei der Verdauung und bei Magenkrämpfen. Sie wirkt entkrampfend auf das Nervensystem sowie bei Schlaflosigkeit, geistiger Ermüdung, Angstzuständen oder durch Angst erzeugtem Herzklopfen, aber auch auf das Kreislaufsystem, z.B. bei Ohrensausen und Schwindelgefühlen.
Zur Anwendung gelangt einmal der Tee, für den man pro Tasse 1–2 Teelöffel Kraut mit kochendem Wasser übergiesst und kurze Zeit zugedeckt stehen lässt. Täglich können 2 bis 3 Tassen genossen werden. Dann aber auch der Melissengeist, welcher jedoch so dosiert werden muss, dass die Heilkraft der Melisse, nicht aber der «Geist» wirkt. Jedenfalls sind die im Handel erhältlichen Arzneimittel auf ihren Alkoholgehalt zu prüfen und entsprechend zu dosieren. In Kombination mit Pfefferminztee wird die Wirkung besonders bei Magenbeschwerden und Verdauungsstörungen erhöht. Äusserlich verwenden Sie Melissengeist bei Kopfschmerzen und Migräne durch Einreiben von Schläfen und Stirn. Als Bad wirkt Melisse entspannend und krampflösend.

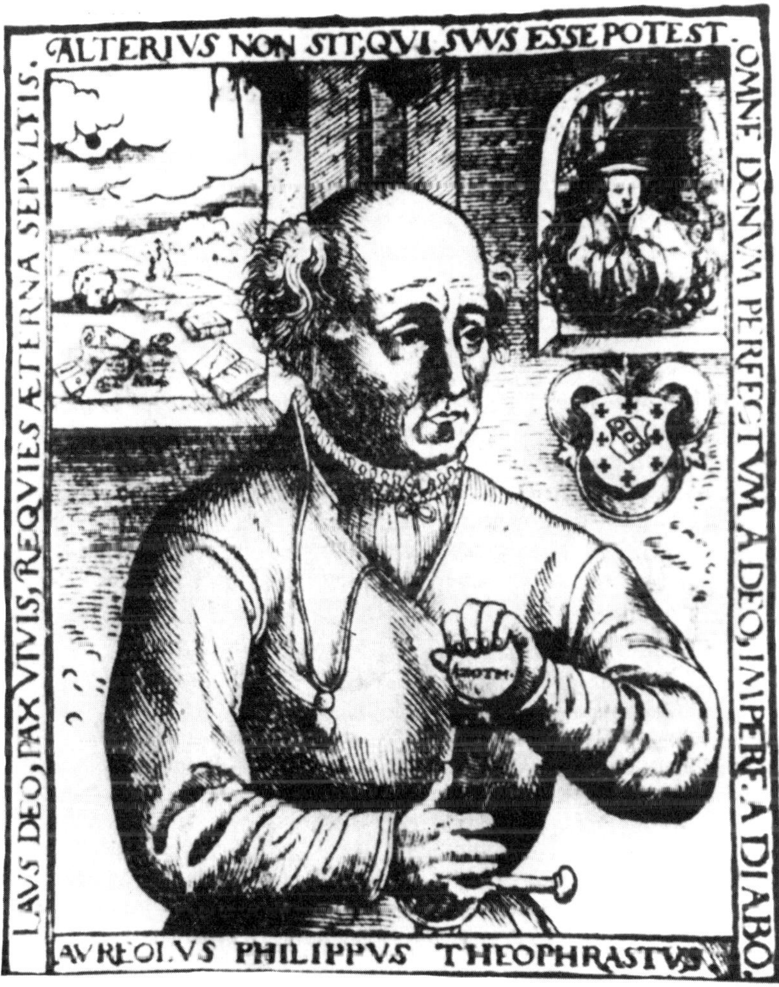
ALTERIVS NON SIT, QVI SVVS ESSE POTEST.
OMNE DONVM PERFECTVM A DEO, IMPERFE. A DIABO.
AVREOLVS PHILIPPVS THEOPHRASTVS
LAVS DEO, PAX VIVIS, REQVIES ÆTERNA SEPVLTIS.
AZOTH

Allgemeine Darreichungsformen und Grundrezepte von Pflanzenpräparaten

Die Darreichungsformen von Heilkräutern sind sehr mannigfaltig, wobei heute fast nur noch Heilkräutertees bekannt sind. Um auch andere Zubereitungen wieder aufleben zu lassen, sind hier die wichtigsten in Kürze zusammengefasst.

Kräuterpulver tassenfertig, Kräutertabletten, Kräuterkapseln

Im Handel gibt es heute viele Darreichungsarten, die sich besonders am Arbeitsplatz, auf Reisen oder im Urlaub eignen. Seien Sie aber kritisch bei der Wahl, denn es gibt solche, die nicht nur pflanzliche Wirkstoffe enthalten, und andere, die mit chemischen Konservierungsmitteln behandelt wurden.

Tinkturen

Der Begriff Tinktur stammt vom Arzt Theophrastus von Hohenheim, genannt Paracelsus, der das Wort vom lateinischen Verbum tingere = färben ableitete. Tinkturen sind Auszüge aus bestimmten Pflanzenteilen mit Hilfe von bestimmten Flüssigkeiten nach vorgeschriebener Zeit. Die Einnahme von Tinkturen bewährt sich besonders gut, wenn keine Möglichkeit besteht, sich seinen Kräutertee zuzubereiten. Tinkturen werden auch dazu verwendet, die Wirkung des Kräutertees zu verstärken. Im allgemeinen werden sie mit wenig Wasser oder entsprechendem Tee tropfenweise eingenommen. Mindestens ½ Minute im Mund behalten. 10 Minuten vor und 10 Minuten nach der Einnahme keine anderen Flüssigkeiten oder Speisen zu sich nehmen.

Interessant für Sie zum Herstellen sind eigentlich nur die aus pflanzlichen Stoffen mit Hilfe von Feinsprit hergestellten Auszüge. Auch sollten Sie sie nur dann herstellen, wenn es Ihnen Spass macht, die Kräuter auch selbst zu suchen. Als Anteile verwenden Sie:

Pflanzen: 1 Teil
Feinsprit 40%: 5–10 Teile

Je nachdem, ob für innerlichen oder äusserlichen Gebrauch bestimmt, wird Trinkfeinsprit 40% oder Feinsprit äusserlich 40% verwendet.

Die Pflanze wird mit dem Anteil Feinsprit übergossen und in gut verschlossener Flasche vor Sonnenlicht geschützt bei Zimmertemperatur 10 Tage lang unter wiederholtem Umschütteln belassen. Dann wird das Ganze abgepresst und nach dem Absetzen filtriert (Beispiele: Arnikatinktur, Baldriantinktur, Wallwurztinktur usw.).

Aromatische Wässer

Es sind wässerige oder schwach spiritushaltige Lösungen von ätherischen Ölen aus Arzneipflanzen.

Grundrezept wässerig:

Ätherisches Öl	1–2 g
Talk rein	15 g
Wasser	1000 g

Das ätherische Öl mit dem Anteil Talk verreiben. Dann nach und nach das gekochte und auf ca. 40–50 °C abgekühlte Wasser unter gutem Schütteln zugeben, absetzen lassen und filtrieren (Beispiele: Rosenwasser, Orangenblütenwasser).

Grundrezept (spiritushaltig):

Ätherisches Öl	1–2 g
Spiritus 95%	100 g
Wasser	900 g
Talk rein	15 g

Das ätherische Öl wird im Weingeist gelöst, mit dem gekochten und auf 40 bis 50 °C abgekühlten Wasser gemischt und kräftig geschüttelt. Dann den Talk zugeben und nochmals kräftig schütteln, absetzen lassen und filtrieren.

Sirupe

Es sind Arzneizubereitungen, die wegen des hohen Zuckergehaltes nicht mehr oft zur Anwendung gelangen. Sirupe erhält man durch Auflösen von Zucker in Wasser unter Zusatz von Pflanzensäften oder Pflanzenauszügen oder auch durch Mischen von Pflanzenextrakten mit Zuckersirup.

Herstellung von Zuckersirup:

Zucker	650 g
Wasser	350 g

Diese Mischung wird unter ständigem Umrühren einmal aufgekocht. Das verdampfte Wasser mit siedendem Wasser ergänzen. Ihrer Gesundheit zuliebe kann in jedem Fall der Anteil Zucker mit ⅔ der angegebenen Menge durch Birnendicksaft ersetzt werden. Geschmackliche Veränderungen gegenüber dem Zucker können sogar angenehm sein (Beispiele: Spitzwegerichsirup, Holundersirup, Eibischsirup u.a.).

Salben

Es sind Präparate zur äusserlichen Anwendung. Sie dienen dazu, die in sie eingearbeiteten Arzneistoffe der Haut weiterzugeben. Als Grundmasse kommen viele Stoffe oder deren Mischungen in Frage, wie Wachse, Harze, Öle, Fette, Zeresin, Vaselin, Glycerin u.a.

Grundrezept

20 Teile Wachs (Bienenwachs, Walrat)
20 Teile Fett (Erdnussfett, Talg, Schweinefett)
10 Teile Öl (Mandelöl, Olivenöl)
10 Teile Wirkstoffe (Pflanzenextrakte)

Herstellung: Wachs und Fett zusammen schmelzen, Öl dazugeben und den Wirkstoff in diese Masse hineinrühren. Nach dem Erkalten nochmals tüchtig verreiben.

Kräutertees

Heilkräuterzubereitungen

Falsche oder unkorrekte Anwendung von Kräutertees sind oft Ursache von Wirkungslosigkeit. Es lohnt sich immer, für jede Pflanze beim Spezialisten nach deren Zubereitungsart zu fragen. Kaufen oder sammeln Sie nur einwandfreie, ungespritzte Heilkräuter, denn mit Insektizid oder Pestizid behandelte Pflanzen sind schädlicher als keine. Heilkräuterteezubereitungen zwingen uns in dieser rastlosen Zeit, sich Zeit zu nehmen nicht nur bei der Zubereitung, sondern auch bei der Einnahme. Medizinische Kräutertees dürfen nur in kleinen Schlücken mit kurzem Im-Mund-Behalten genossen werden. Gönnen Sie sich diese kurze Teepausen, sie werden Ihnen gut tun.

Grundregeln zur Zubereitung von Heilkräutertees

Aufguss: Von zarten Pflanzenteilen wie Blüten, Blättern, pro Tasse 1 Teelöffel mit kochendem Wasser übergiessen und 2 bis 5 Minuten zugedeckt stehenlassen. Dann absieben.

Absud: Von festen Blättern, Stengeln, Wurzeln, Rinden und Samen 1–3 Esslöffel voll mit ½ l Wasser aufkochen und 2–10 Minuten zugedeckt leicht weiterkochen. Vor dem Absieben noch weitere 5–10 Minuten ziehen lassen.

Auszug: Harte Pflanzenteile und Schalen in abgekochtem und wieder erkaltetem Wasser 1–3 Stunden einweichen lassen, dann wie für Absud weiterfahren.

Kaltwasserauszug: Bei Drogen wie Baldrian, Bärentrauben, Sennesblätter, Hagebutten u. a., bei denen durch Erhitzen die Wirkstoffe zerstört oder unerwünschte ausgezogen werden. Über Nacht in abgekochtem und wieder erkaltetem Wasser einweichen lassen. Den Tee kalt oder leicht aufgewärmt trinken.

Bei Teemischungen entscheidet das Hauptkraut oder die Grundkräuter über die Zubereitung. Hier unbedingt den Rat des Spezialisten befolgen.

Unverträglichkeit von Kräutertees

Viele Menschen wären bereit, über längere Zeit eine Kur mit Kräutertees durchzuführen. Doch werden viele davon abgehalten, weil sie entweder den Tee nicht vertragen oder er ihnen geschmacklich widersteht. Für sie gibt es eine andere Art der Verabreichung: die Hand- oder Fussbäder. Dazu brauchen Sie etwas mehr Zeit, die Wirkung aber ist dieselbe.

Den Kräutern oder Kräutermischungen entsprechend bereiten Sie sich einen Auszug, Absud oder Aufguss für 2 Liter Tee. Diese Flüssigkeit verwenden Sie jeweils 6 Tage lang, nämlich morgens nüchtern als Fussbad 7–8 Minuten bei 40 °C und abends vor dem Nachtessen 7–8 Minuten bei 40 °C als Handbad. Am besten verwenden Sie dazu ein kleines Plastikbecken.

Das erkaltete Bad in Glasflaschen an kühlem Ort aufbewahren.

Rezepte

Abführtee

Gegen akute und chronische Verstopfung, Darmträgheit.

Leinsamen	20 g
Bärlappkraut	20 g
Faulbaumrinde	20 g
Löwenzahnwurzel	10 g
Kamillenblüte	5 g
Kümmel	5 g
Pfefferminzblatt	5 g
Fenchel	5 g
Kalmuswurzel	10 g

Kalt ansetzen (einige Stunden oder über Nacht), dann einige Minuten leicht kochen und 5 Minuten ziehen lassen. 1–2 Teelöffel pro Tasse. Morgens nüchtern und abends ca. 1 Stunde nach dem Nachtessen je 1 Tasse schluckweise trinken.

Entschlackungstee

Wirkt stoffwechselfördernd bei Ekzemen, Hautunreinigkeiten und Gicht. Nach längerer Medikamenten-Therapie. Bei Saft- und Fastenkuren.

Salbei	20 g
Fenchel	10 g
Stiefmütterchen	10 g
Birkenblatt	20 g
Löwenzahnblatt	10 g
Brennesselblatt	20 g
Geissfuss	10 g

Kurz aufkochen und 5 Minuten ziehen lassen. 1 Teelöffel pro Tasse. Täglich 3 Tassen, ½ Std. vor dem Essen, schluckweise trinken. Die wichtigste Einnahmezeit ist abends vor dem Zubettgehen. Eine Kur sollte 3–4 Wochen dauern.

Bronchial- und Hustentee

Bei Erkältungshusten, Hustenreiz, Entzündung und Verschleimung der Lunge und Atmungswege. Wirkt auswurffördernd.

Stechpalmenblatt	10 g
Spitzwegerichblatt	10 g
Süssholz	10 g
Eibischwurzel	10 g
Wollblume	10 g
Thymian	10 g
Huflattichblüte	10 g
Lindenblüte	10 g
Lungenkraut	10 g
Pestwurz	10 g

Einige Minuten leicht kochen und 5 Minuten ziehen lassen. 2 Teelöffel pro Tasse. Täglich 2–4 Tassen schluckweise auf den ganzen Tag verteilt trinken. Mit Bronchial- und Hustentee sollten die üblichen Getränke ersetzt werden. Zusätzlich nicht allzuviel Flüssigkeit einnehmen. Bei starkem Husten mit dem Tee natürliche Hustentropfen einnehmen.

Erkältungs- und Grippetee

Gegen Erkältungen, Grippe und Fieber

Lindenblüte	15 g
Holunderblüte	10 g
Wiesengeissbart	10 g
Stechpalmenblatt	15 g
Thymian	10 g
Salbei	10 g
Huflattichblüte	20 g
Pestwurz	10 g

Kurz aufkochen und 5 Minuten ziehen lassen. 1 Teelöffel pro Tasse. Täglich 3–4 Tassen schluckweise auf den ganzen Tag verteilt trinken, evtl. in Abwechslung mit Bronchial- und Hustentee. Die wichtigste Einnahmezeit ist abends vor dem Zubettgehen bzw. vor dem Einschlafen!

Magentee

Bei Magenbeschwerden jeder Art, Appetitlosigkeit, Magenübersäuerung, Magenschleimhautentzündung, Blähungen und Darmreizungen. Wirkt magenstärkend.

Süssholz	10 g
Löwenzahnwurzel	10 g
Brennesselkraut	10 g
Tausendguldenkraut	10 g
Kümmel	10 g
Sanikel	10 g
Enzian	10 g
Johanniskraut	10 g
Kamillenblüte	10 g
Meisterwurz	10 g

Einige Minuten leicht kochen und 5 Minuten ziehen lassen. 1 Teelöffel pro Tasse. Täglich 3 Tassen Magentee (evtl. 3 × ½ Tasse) mindestens 30 Minuten vor dem Essen schluckweise trinken. Als Kur ca. während drei Wochen Magentee trinken. Die Kur kann bei Bedarf nach einigen Wochen wiederholt werden.

Diabetestee

Zur Unterstützung von Diabetes-therapien.

Bohnenschale	20 g
Heidelbeerblatt	20 g
Brennesselblatt	20 g
Walnussblatt	10 g
Brombeerblatt	10 g
Nusskreuzchen	10 g
Kalmuswurzel	10 g

Einige Minuten leicht kochen und 5 Minuten ziehen lassen. 2 Teelöffel pro Tasse. Täglich, auf den ganzen Tag verteilt, schluckweise 2–3 Tassen trinken.

Leber- und Galletee

Wirkt anregend auf Leber, Galletätigkeit sowie den gesamten Stoffwechsel. Als Kur nach einer Leberkrankheit (Gelbsucht) sowie bei Leberempfindlichkeit.

Löwenzahnwurzel	20 g
Pfefferminzblatt	10 g
Artischockenblatt	10 g
Ringelblume	10 g
Wermut	10 g
Salbei	10 g
Mariendistel	10 g
Labkraut	10 g
Kamillenblüte	10 g

Einige Minuten leicht kochen und 5 Minuten ziehen lassen. 2 Teelöffel pro Tasse. Täglich 2–3 Tassen schluckweise trinken, vor allem morgens nüchtern und abends vor dem Zubettgehen.

Nieren- und Blasentee

(wassertreibend) Bei Erkältung von Niere und Blase. Zur Anregung der Nierentätigkeit bei Wasseransammlungen in den Geweben. Wirkt günstig auf Prostata. Zur Unterstützung einer verordneten Medikamententherapie.

Petersilienfrucht	15 g
Zinnkraut	20 g
Wacholderbeeren	15 g
Thymian	5 g
Ringelblume	5 g
Attichwurzel	20 g
Liebstöckel	20 g

Einige Minuten leicht kochen und 5 Minuten ziehen lassen. 2 Teelöffel pro Tasse. Bei allen Nieren- und Blasenleiden werden am besten alle üblichen Getränke durch diesen Tee ersetzt. Bei Wasseransammlung im Körper nur 3–4 halbe Tassen auf den ganzen Tag verteilt schluckweise trinken. Eine Kur sollte nicht länger als 3–4 Wochen dauern, bei Bedarf nach einigen Wochen wiederholen.

Migräne- und Kopfwehtee

Unterstützt die Heilung von Migräne und jeder Art von chronischem Kopfweh. Speziell angezeigt bei Veranlagung zu Migräne und regelmässigen Kopfschmerzen.

Bachnelkenkraut	20g
Lavendelblüte	20g
Pfefferminzblatt	10g
Melissenkraut	20g
Ringelblume	5g
Spierblume	10g
Schlüsselblume	10g
Goldmelisse	5g

Mit kochendem Wasser übergiessen und 5–10 Minuten ziehen lassen. 1 Teelöffel pro Tasse. Täglich 3 Tassen mindestens 30 Minuten vor dem Essen schluckweise trinken. Die wichtigste Einnahmezeit ist abends vor dem Nachtessen.

Schlaf- und Nerventee

Wirkt beruhigend auf das Nervensystem. Gegen Schlaflosigkeit. Bei überreizten Nerven.

Schlüsselblume	5g
Orangenblüte	5g
Lavendelblüte	10g
Goldmelisse	5g
Melissenkraut	10g
Eisenkraut	5g
Hopfen	10g
Baldrianwurzel	10g
Kamillenblüte	10g
Johanniskraut	10g
Pfefferminzblatt	10g
Passionsblumenkraut	10g

Kurz aufkochen und 5 Minuten ziehen lassen. 1–2 Teelöffel pro Tasse. Abends nach dem Nachtessen 1–3 Tassen schluckweise trinken, bei starker Nervosität auch tagsüber trinken.

Frauentee

Bei Monats- und Wechseljahrbeschwerden. Kräftigt die Unterleibsorgane.

Pestwurzel	10g
Frauenmantel	15g
Gänsefingerkraut	15g
weisse Taubnessel mit Blüte	10g
Johanniskraut	15g
Schafgarbe	10g
Mistel	10g
Hirtentäschchen	10g
Salbei	5g

Einige Minuten leicht kochen und 5 Minuten ziehen lassen. 1–2 Teelöffel pro Tasse. Bei unregelmässiger oder schmerzhafter Menstruation schon einige Tage vorher täglich 2–4 Tassen, schluckweise auf den ganzen Tag verteilt, trinken. Frauentee soll über längere Zeit getrunken werden.

Kreislauftee

Fördert die Blutzirkulation und wirkt regulierend bei Blutdruckbeschwerden. Bei mangelnder Durchblutung von Händen und Füssen, Venenproblemen, Arterienverkalkung und Stress-Situationen.

Mistel	20 g
Schafgarbe	20 g
Weissdorn	20 g
Olivenblatt	20 g
Bärentraubenblatt	20 g

Kalt ansetzen (einige Stunden oder über Nacht), dann einige Minuten leicht kochen und 5 Minuten ziehen lassen. 2 Teelöffel pro Tasse. Täglich 3 Tassen, schluckweise auf den ganzen Tag verteilt, trinken.

Rheuma- und Arthritistee

Zur Ausscheidung von Giftstoffen bei allgemeinen Rheuma- und Arthritisbeschwerden.

Brennesselblatt	20 g
Zinnkraut	10 g
Weidenrinde	20 g
Johanniskraut	10 g
Holunderblüte	5 g
Löwenzahnblatt	10 g
Maisgriffel	10 g
Salbeiblatt	15 g

Kurz aufkochen und 5 Minuten ziehen lassen. 1 Teelöffel pro Tasse. Täglich 3 Tassen, am besten einige Zeit nach dem Essen, schluckweise trinken.

Genusstees

Erfrischungstee

Pfefferminze	10 g
Lindenblüte	10 g
Karkade	10 g
Hagebutten	50 g
Brennesselblatt	20 g
Orangenschale	5 g
Ringelblume	2 g

Wintertee

Karkadeblüte	5 g
Sanddorn	15 g
Apfelschale	10 g
Hagebutten ohne Kerne	60 g
Kiefernsprossen geschnitten (Tannenschösslinge)	3 g

Sommertee

Malvenblatt	25 g
Karkadeblüte	90 g
Eisenkraut	30 g
Kornblume	20 g
Melissenblatt	50 g
Pfefferminzblatt	80 g
Lindenblüten	50 g
Brombeerblatt	85 g
Waldmeister	30 g
Ringelblume	20 g
Goldmelisse	10 g
Zimt	10 g

Stichworte und Bildquellen

Stichworte

Bildquellen

Hans Schneeberger, Arlesheim
S. 14/15, 38, 48, 60, 78, 84, 92, 100, 108, 114, 122, 130, 134, 138, 144, 148, 154, 160, 168

Atelier Lightning, Kölliken
S. 8, 17

Thermal-Badecenter, Leukerbad
S. 125

Jürg Furrer, Seon
S. 136

Keystone-Press AG, Zürich
S. 171

Ringier-Dokumentation, Zürich
S. 142

Badestube. Titelholzschnitt von Jost Amman aus «Paracelsus», Wund- und Artzney, 1565, Ausschnitt
S. 82

Stiefvater: Organuhr (Textheft und Wandtafel). Mit freundlicher Genehmigung des Karl F. Haug Verlages, D - 6900 Heidelberg
S. 55 und 98

Rohen: Funktionelle Anatomie. Mit freundlicher Genehmigung der F.K. Schattauer Verlagsgesellschaft, D - 7000 Stuttgart 1
S. 64, 87, 104 und 132

Hausmittel und Rezepte von meiner Grossmutter

Hausmittel und Rezepte von meiner Grossmutter

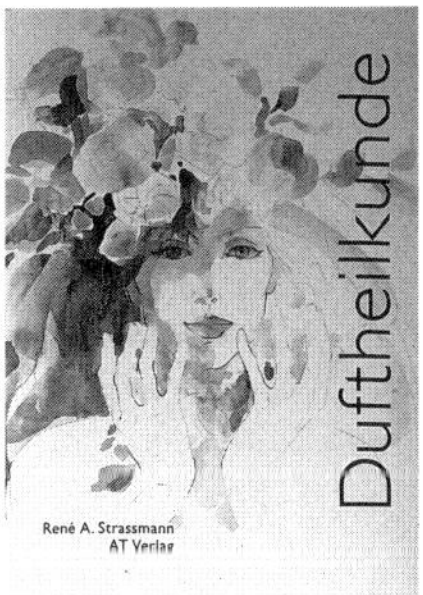

René A. Strassmann
Duftheilkunde
192 Seiten, farbig illustriert

Eine fundierte Einführung in eine ganzheitliche Duftheilkunde, die weit über die bekannte Aromatherapie hinausgeht. Ein grundlegendes Werk mit zahlreichen Rezepten und Anleitungen. Für Laien wie auch für Erfahrene eine reiche Quelle der Inspiration.

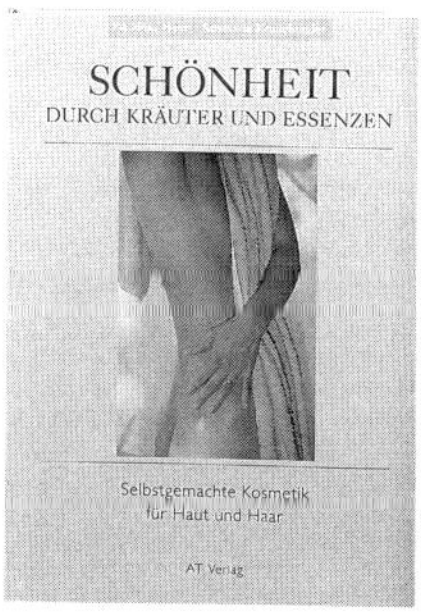

Pia Hess Heer, Rosmarie Krauchthaler
Schönheit durch Kräuter und Essenzen
160 Seiten, farbig und schwarzweiss illustriert

Unsere Haut wird täglich durch massive Umwelteinflüsse strapaziert, auch nehmen allergische Reaktionen auf industrielle Produkte zu. Daher beginnen sich immer mehr Menschen auf naturnahe, frische und gesunde Pflegemittel für Haut und Haar. Das Buch bietet eine Fülle von Rezepten für selbstgemachte Frischkosmetik, für Cremes, Lotionen, Bäder und Shampoos, natürliche Haarfärbeprodukte, Parfums und vieles mehr.

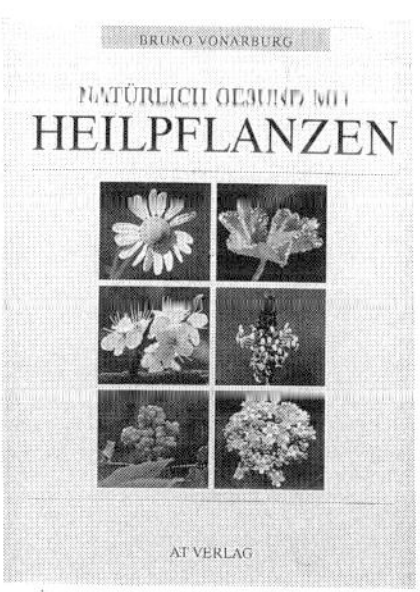

Bruno Vonarburg
Natürlich gesund mit Heilpflanzen
280 Seiten, über 300 Farbbilder

Ein reich illustriertes Nachschlagewerk und ein wertvoller Ratgeber. Jede Heilpflanze entfaltet ihre optimale Heilwirkung bei einer ganz bestimmten Krankheit. 80 Heilpflanzen und ihre Verwendung bei 80 Krankheiten werden ausführlich beschrieben.

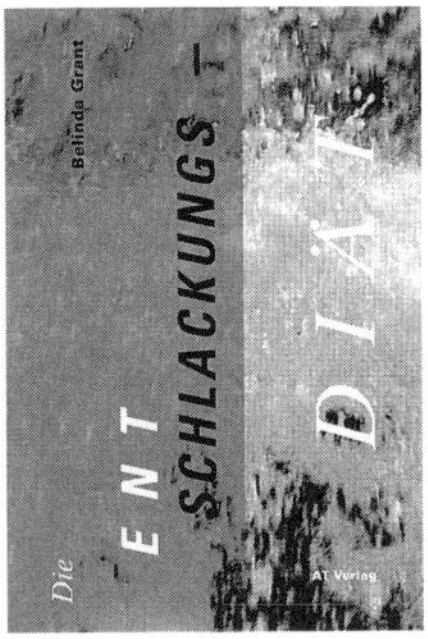

Belinda Grant
Die Entschlackungsdiät
144 Seiten

Eine klare, praktische Anleitung, um in 30 Tagen den Körper zu entgiften und zu entschlacken. Einfache, einleuchtende therapeutische Massnahmen aus der Natur- und Erfahrungsheilkunde unterstützen die Kur. Ein ganzheitlicher Weg zu Gesundheit, Schönheit und Wohlbefinden.

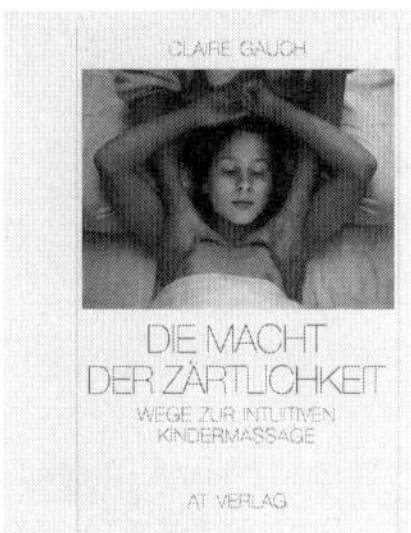

Claire Gauch
Die Macht der Zärtlichkeit
88 Seiten, 139 Abbildungen

Das Massagebuch für Kinder aller Altersstufen – vom Frühgeborenen über das Neugeborene bis zum Schulkind, dem behinderten Kind und dem älteren Kind. Ein Überblick über die Grundregeln der Massage, die verschiedenen Massagearten und die richtige Massage bei verschiedensten Krankheitszuständen von Zahnschmerzen über Fieber, Erkältungen, Verdauungsprobleme und Schlafstörungen bis hin zu Allergien.

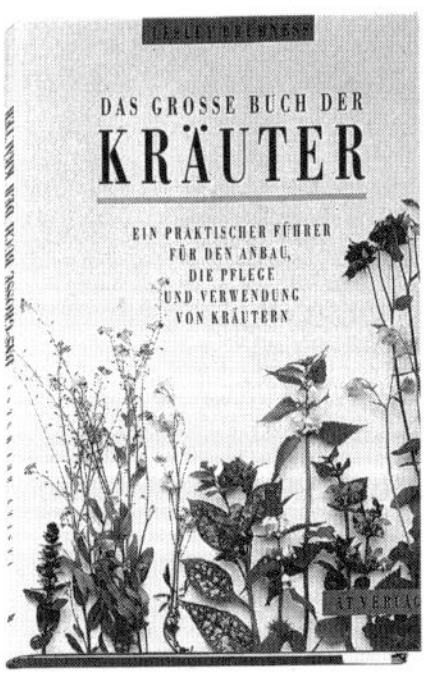

Lesley Bremness
Das grosse Buch der Kräuter
288 Seiten, über 500 farbige Abbildungen

Das mit mehr als 500 farbigen Abbildungen wunderschön illustrierte Buch mit unzähligen praktischen Ratschlägen ist eine reiche Quelle der Inspiration. Detailliert werden Anbau, Pflege, Ernte und Verwendungsmöglichkeiten von Kräutern erläutert.

Die Bücher sind erhältlich
in Ihrer Buchhandlung oder Drogerie.

AT Verlag Aarau · Stuttgart